한의약으로
HIV/AIDS를 떠나보내자

HIV/AIDS의 현대 의학과 한의학의 통합치료를 진행하기 위한 중요한 지침

한의약으로
HIV/AIDS를 떠나보내자

안상영 지음

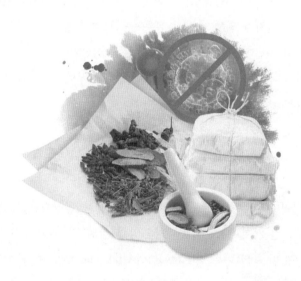

서론

새로운 길은 없을까? 이 책의 고민은 여기서 시작된다. 전 세계적으로 볼 때 HIV/AIDS(Human Immunodeficiency Virus, 이하 HIV; Acquired Immune Deficiency Syndrome, 이하 AIDS)의 치료에 한의학을 비롯한 보완통합의학이 연구되고 활용된 것은 30여 년이 넘었다. 세계보건기구(이하, WHO)는 1989년에 전통의약에서 HIV/AIDS 치료 물질을 발굴하기 위해 각국의 전문가를 모시고 협력 네트워크를 제시하였고, 1990년에 이미 전통의약의 AIDS 임상연구 방법론을 제시하였다. 우리나라도 1991년 정부 차원에서 한약에서 HIV/AIDS 후보 물질을 찾으려는 연구사업을 진행하였다.

전 세계적으로 볼 때 HIV 감염인의 55%가 보완통합의학을 활용하고, 15%는 보완통합의학 치료를 받고 있다. 그러나 우리나라에서는 한의원이나 한방병원에서 HIV/AIDS 치료를 받았다는 얘기는 알지 못한다. 전 세계에서는 HIV 감염인의 삶의 질 개선, HIV 관련 증상의 개선, 항HIV 요법(Anti-Retroviral Therapy, 이하 ART)의 부작용 감소, 스트레스 완화, 면역력 증강에 보완통합의학을 활용하고 있다. 본서에서는 보완통합의학 분야의 연구와 임상 성과를 정리했다.

Ⅰ장에서는 HIV/AIDS와 관련하여 보완통합의학을 찾는 이유와 한의학이 HIV/AIDS를 바라보는 관점을 소개한다.

Ⅱ장에서는 한약을 비롯한 천연물에서 HIV/AIDS 치료물질을 찾는 연구 결과를 종합한다. 이러한 연구 성과는 지속적으로 임상의 지평을 넓혔다.

Ⅲ장에서는 미국특허청과 유럽특허청을 중심으로 특허로 출원된 한약 처방을 연도별로 정리하였다. 일부 특허는 만료되었거나 심사 중이기도 하지만 전체적인 흐름을 이해하기 위해서 구분 없이 일자 순으로 선택 기재하였다. 이 처방을 살펴보면 한의학의 접근 방식과 기대 효과를 이해할 수 있다.

Ⅳ장에서는 한의학에서 환자 중심의 치료를 할 때 필요한 증(證, pattern)을 정리하였다. HIV/AIDS의 증(證) 연구 및 2004년부터 중국 정부에서 진행한 AIDS 통합치료의 결과를 살펴본다.

Ⅰ장부터 Ⅳ장까지의 내용과 성과는 우리나라에서 HIV/AIDS의 현대 의학과 한의학의 통합치료를 진행하기 위한 중요한 지침이 된다. 이 통합치료도 현재 우리나라에서는 충분히 새로운 길이다. HIV 감염인과 AIDS 환자가 겪는 증상을 개선하고, 삶의 질을 높이며, 면역력을 높이고, 스트레스를 완화하는 것은 중요한 첫 단계이다.

그리고 그다음 단계를 위해서도 노력한다. ART가 HIV 복제를 억제하고 삶의 질을 높였으며 기대 수명을 연장하였다. 그러나 아직도 '치료(cure)'가 아닌 '관리(care)' 단계이다. 의과학자는 HIV/AIDS 치료의 장벽을 잠복 병원소(latent reservoirs)로 보고 이를 제거할 다양한 방법을 연구하고 있다. 2013년 세계 AIDS의 날에 전 미국 오바마 대통령은 "우리는 과학으로 돌파구를 마련할 것입니다. ...약을 평생 복용하지 않고 HIV를 장기간 관해 상태로 만드는 새로운 방법을 개발하기 위해 앞장설 것입니다. 더 나아가 (HIV를) 완전히 제거할 수 있다면 더욱 좋겠습니다."라고 천명하였다.

체내의 잠복 병원소를 없애야만 HIV/AIDS가 치료된다. 천연물 연구에서도 이러한 부분을 이해하고 충격과 죽음(shock and kill) 접근을 시도하고 있다. 한의학의 기본 치료 방침은 바른 것을 돕고(扶正) 나쁜 것을 제거하는(祛邪) 방법이다. Ⅰ장에서 Ⅳ장까지의 성과는 주로 바른 것을 돕는(扶正) 방식으로 이루어냈다. 이러한 성과와 경험을 바탕으로 잠복 병원소를 제거하기 위해서는 나쁜 것을 제거하는(祛邪) 방법을 사용할 필요가 있겠다. 실제로 나쁜 것을 제거하는(祛邪) 방법은 한의학의 가장 오래된 치료법이고 ≪동의보감≫에서도 제시한 주요 치료법이다. 이러한 Ⅴ장의 제언이 우리가 고려해할 두 번째 새로운 길이다.

지난 30여 년 동안 걸어온 발자취는 의미가 깊다. 스위스 제네바 WHO 본부에서 근무할 때 창밖을 바라보면 유엔에이즈계획(이하, UNAIDS) 건물이 보였다. 1989년 WHO 자료에서는 심지어 2년 동안 같이 근무했던

분의 성함도 보였다. 여러 사람의 노력이 쌓이면서 새로운 길이 조금씩 개척된다. 이 졸고가 국내의 HIV 감염인과 AIDS 환자 그리고 그 가족에게 조금이라도 참고가 되었으면 좋겠다. 그리고 미래 어느 날 같이 이루어낸 이 성과를 UNAIDS에서 공유할 수 있기를 기대해본다.

2020년 북한산

Disclaimer

본서에 기재된 한약과 처방은 연구 발전 현황을 설명하기 위한 것으로 자가·임의 복용은 엄격히 금한다.

용어 설명

천연물	생약(herbal medicines)은 천연물로 번역하였다.
전통의약품	전통의약품(traditional medicine product), 전통약(traditional medicines)은 모두 전통의약품으로 번역하였다.
한약	기원 식물을 공유하는 중약(中藥)과 한약(韓藥)은 모두 한약으로 번역하였다.
한약 표기 방법	한약은 한자와 한글을 병기하였고, 한약명이 없는 경우에는 라틴어 식물명으로 표기하였다.
용량 표기 방법	원자료에 처방과 한약의 용량이 있는 경우라도 모두 삭제하였다.
보완통합의학	전통약(traditional medicine), 보완의학(complementary medicine), 대체의학(alternative medicine) 등의 표현은 가급적 보완통합의학(complementary and integrative medicine)으로 번역하였다.
통합의학	본서에서는 의학과 한의학(또는 중의학)을 환자 중심으로 잘 조율하여 진료하는 것을 뜻한다. 우리나라에서는 협진, 즉 '환자의 질환(건강 상태)에 대하여 의사와 한의사가 서로 의료정보를 공유하고 협의하여 의과 또는 한의과 진료행위를 하는 것'의 의미가 있다.
증(證)	한의약의 증(證, pattern)과 병명은 최대한 쉽게 풀어서 표기하였다.

목 차

I

케어 CARE

1. 보완통합의학

세계 각국에서 HIV 감염 때 보완통합의학[1]을 활용하는 이유는 무엇인가? 선진국에서 발표된 연구에서는 보완통합의학을 사용하는 이유, 사용률, 종류를 다음과 같이 설명한다.

캐나다에서는 1999년부터 2001년까지 'HIV Ontario Observational Database(HOOD)' 프로젝트에 등록된 104명의 HIV 감염인의 인터뷰를 진행하였다. 응답자의 77%가 보완통합의학을 활용하고 있다고 답하였다. 보완통합의학의 범주에 비타민과 미네랄을 포함하는 경우에는 무려 이 비율이 89%로 상승하였다. 이 사용률은 실질적으로 거의 모든 응답자가 항HIV 요법(anti-retroviral therapy, 이하 ART)과 보완통합의학을 병행하고 있음을 나타낸다.[2]

캐나다의 British Columbia Center for Excellence in HIV/AIDS 에서 진행된 연구에서는 HIV 감염인 682명을 대상으로 보완통합

---

1) 전통의약(traditional medicine), 보완의학(complementary medicine), 대체의학(alternative medicine) 등의 표현을 가급적 보완통합의학(complementary and integrative medicine)으로 사용하였다. 보완통합의학의 내용은 국가마다 상이하다.

2) Michelle D. Furler, Thomas R. Einarson, Sharon Walmsley, Margaret Millson and Reina Bendayan. Use of Complementary and Alternative Medicine by HIV-Infected Outpatients in Ontario, Canada. AIDS Patient Care and STDs. 2003;17(4):155-168

의학의 활용과 혹 발생할 수 있는 부작용을 확인하였다. 응답자의 47%가 보완통합의학을 활용하고 있다고 답하였고, 주로 사용하는 보완통합의학으로는 비타민/미네랄 영양제 81%, 명상/요가 36%, 마사지 31%, 건강기능식품 24%와 한약/천연물이 19%이었다.[3]

이러한 보완통합의학의 사용은 다른 나라에서도 확인된다. 미국 국립보건원 등의 후원으로 Bastyr University AIDS Research Center 는 'AIDS에서 보완통합의학의 효과' 연구를 진행하였다. 1995년부터 1997년 동안 전국 46개 주에서 진행된 이 연구는 총 1,675명의 HIV 감염인과 인터뷰를 진행하였다. 미국에서 활용되고 있는 보완통합의학의 범위는 매우 넓었다. 연구 참가자들은 총 1,210개의 성분 물질, 119종의 보완통합의학 치료, 그리고 282종류의 보완통합의학 활동을 보고하였다. 참가자의 절대 대다수는 기존 표준 치료와 보완통합의학을 병행하고 있었으며, 제일 많이 사용되는 보완통합의학으로는 침 치료 45.4%, 한약사 25.6%, 인삼 33.9%, 한약 25.5%, 치료 마사지 52.5%, 추나/도수 25.7%로 나타났다.[4]

미국 보스턴에 소재하는 Beth Israel Deaconess Medical Center에서 진행한 연구에서는 보완통합의학의 만족도와 사용하는 이유를 확인할 수 있다. 총 180명의 인터뷰를 진행했을 때 응답자의 67.8%

3) Shayesta Dhalla, Keith J. Chan, Julio S.G. Montaner, Robert S. Hogg. Complementary and Alternative Medicine Use in British Columbia — A survey of HIV positive people on antiretroviral therapy. Complementary Therapies in Clinical Practice. 2006;12:242-8

4) L. J. Standish, K. B. Greene, S. Bain, C. Reeves, F. Sanders, R. C. M. Wines, P. Turet, J. G. Kim & C. Calabrese. Alternative medicine use in HIV-positive men and women: Demographics, utilization patterns and health status, AIDS Care: Psychological and Socio-medical Aspects of AIDS/HIV. 2001;13(2):197-208

가 천연물, 비타민, 기능성 식품을 사용하였고, 이 물질/성분이 "매우", 또는 "상당히" 도움이 된다고 응답한 자가 81%이었다. 천연물, 비타민, 건강기능식품을 사용하는 이유로는 감염이나 면역력 증강이 25%, 체중감소, 구역감, 설사가 23%로 상위를 자치하였다.

응답자의 45%는 보완통합의학 치료를 받았다. 치료 횟수는 1년 평균 12회로 일차의료진을 방문하는 횟수인 7회를 상회하였다. 보완통합의학 치료에는 65.5%가 만족하였다. 치료를 받는 이유로는 통증 또는 신경병증이 33%, 스트레스 감소 및 우울증 경감이 27%로 나타났다.[5]

스위스에서 진행된 한 연구에서는 HIV 감염인의 56%가 보완통합의학을 사용하고 있었다.[6]

네덜란드에서 남자 HIV 감염인으로 진행된 한 연구에서는 71%가 한 종류 이상의 보완통합의학을 사용하고 있었다. 연구 참가자 사용하고 있는 보완통합의학은 기능성 식품 62.9%, 동종요법 21.4%, 천연물 17.1%, 요가/명상 15.7%, 침 5.7%로 나타났다.[7]

영국의 런던 South Bank 대학에서는 2012년까지 서구권에서 영

5) Kathleen M. Fairfield, David M. Eisenberg, Roger B. Davis, Howard Libman, Russell S. Phillips. Patterns of Use, Expenditure, and Perceived Efficacy of Complementary and Alternative Therapies in HIV-Infected Patients. Arch Intern Med. 1998;158:2257-2264

6) Wolf Langewitz, Sigmund Ruttimann, Gerd Laifer, Peter Maurer and Alexander Kiss. The Integration of Alternative Treatment Modalities in HIV Infectioin – The patient's perspective. Journal of Psychosomatic Research. 1994;38(7):687-693

7) H. M. A. Knippels & J. J. Weiss. Use of alternative medicine in a sample of HIV-positive gay men: An exploratory study of prevalence and user characteristics. AIDS Care: Psychological and Socio-medical Aspects of AIDS/HIV. 2000;12(4):435-446

어로 발간된 HIV 감염인의 통합보완의학 활용 연구 94편을 종합하였다. 이 연구팀은 HIV 감염인의 55%가 보완통합의학을 사용하고 있고, 보완통합의학 치료를 받는 비율은 15%로 결론지었다.[8)]

이러한 연구결과를 종합해보면 HIV 감염인이 보완통합의학을 활용하는 이유를 다음과 같이 정리할 수 있다. 이러한 효과를 기대한다고 해서 보완통합의학을 단독으로 사용하지는 않았고, 대부분 기존의 표준 치료와 병행 사용하였다.

- 웰빙 차원의 전반적인 건강 증진
- 삶의 질 개선
- 면역력 증강
- 스트레스 감소
- 통증 치료
- 면역력 증강
- HIV의 다양한 증상을 개선
- ART 치료의 보완
- 안전하다는 인식

보완통합의학은 ART의 부작용을 완화하기 위해서도 사용하였다. ART를 진행하면서 발생할 수 있는 문제로는 소화기계, 피부, 심장과 간의 문제 및 골밀도 저하가 있다.

Heath 등의 연구[9)]에 따르면 ART와 관련된 또는 관련된다고 생

---

8) Ava Lorenc and Nicola Robinson. A Review of the Use of Complementary and Alternative Medicine and HIV: Issues for Patient Care. AIDS Patient Care and STDs. 2013;27(9):503-510

9) Katherine V. Heath, Joel Singer, Michael V. O'Shaughnessy, Julio S.G. Montaner, and Robert S.

각되는 부작용을 주관적, 객관적 증상으로 구분하였다.

> ▶ 주관적 증상: 복통, 구역감, 두통, 우측 갈비뼈 부위 통증, 우울감, 어지러움, 손발의 마비감 또는 콕콕 찌르는 느낌, 피로, 성기능장애, 소변의 통증 또는 어려움, 악몽, 미각 변화, 권태감, 환각, 집중력 저하, 불면증, 쇠약, 식욕 감소, 혈종, 근육통, 입 주변의 마비감 또는 콕콕 찌르는 느낌

> ▶ 객관적 증상: 발진, 발열, 설사, 혈뇨, 두드러기, 황달, 골다공증, 엉덩이뼈의 무혈관 괴사, 의사가 진단하는 간장 질환, 구토, 신장결석, 관절의 피, 의사가 진단하는 신장 질환, 지방 대사 이상

Imran 등이 진행한 질적 연구[10]에서는 HIV 감염인의 생각이 잘 나타난다. 연구에 참여한 분들의 목소리를 그대로 들어본다.

> 한 분은 "제 생각에는 전통 치료법들이 한 개인의 건강에 도움이 된다고 생각합니다. 당신이 이에 대해 긍정적이거나 부정적이거나, 한 개인의 건강 유지에 도움을 줍니다. 그리고 이에 대해 긍정적으로 생각하는 저에게는 건강을 유지하는 것은 매우 중요하니까요."라고 해서 보완통합의학의 건강 유지에 대한 기대를 나타냈다. ("I think traditional therapies do help in terms of just keeping a person healthy. Whether you're positive or not, it keeps a person healthy. And I think for a positive person, then of course being healthy is really important...")

Hogg. Intentional Nonadherence Due to Adverse Symptoms Associated with Antiretroviral Therapy. JAIDS Journal of Acquired Immune Deficiency Syndromes. 2002;31:211-217

10) Ahmed Syed Imran, Sulaiman Syed Azhar Syed, Hassali Mohammad Azmi, Thiruchelvam Kaeshaelya, Hasan Syed Shahzad, Lee Christopher K.C.Beliefs and practices of complementary and alternative medicine (CAM) among HIV/AIDS patients: A qualitative exploration. European Journal of Integrative Medicine. 2016;8(1):41-47

또 다른 한 분은 "...그건 옵션이 아닙니다. (표준 치료와 보완통합의학) 두 가지를 병행하는 것은 도움이 될 수 있겠네요. 아마도 당신의 면역력에 도움을 주지 않을까요? ...제 느낌으로는... (보완통합의학을) 보완적으로 사용합니다..."라고 대답했다. ("not an option. Using them together, yes it may help. It may help to burst up back your immune system... My perception says, ... we take it as a important...")

보완통합의학은 건강 증진 효과 외에도 심리적인 측면을 중시한다. 한 분은 "...제게는 요가가 많은 도움이 됩니다. 약만이 아니라 요가를 하면 사람들에게 효과가 좋은 거 같아요. 제 생각에 HIV는 우리의 감정과도 관여하는데, 요가 지식이 있으면, 마음이 매우 편해집니다. 그리고 더 오래 살 수 있지 않을까요?"라고 심리적인 부분을 다스리는 목적을 언급하였다. ("but the yoga is very good, for me, yeah, it's not only medication, but the yoga is ... working very well, for the people because, based on my knowledge..., HIV is ... dealing with our feelings so once you have the yoga knowledge, your mind is very free, and then you can live longer...")

앞서 연구와 다음 응답자 모두 기존 표준 치료와 보완통합의학의 병행 치료를 지지한다. "저는 (표준 치료와 보완통합의학 치료) 둘 다 병행해야 한다고 생각합니다. 제 생각에는 HIV가 있는 경우에는 한 가지 치료만이 아니라, 둘, 셋의 치료를 병행하면 치료에 도움이 될 겁니다." ("I think they should go for both. Because I think, for people who have, ... HIV, it is better to have, not just one treatment, better go for one, two, three treatments so that it will cure better.")

"제 CD4 수치가 높을 때는 보완통합의학 치료법을 고려하겠어요, ...그러나 제 CD4 수치가 낮아지면 당연히 ART를 받을 겁니다." ("My CD4 counts are high, then I will use their traditional therapies... But if my CD4 counts go down I would definitely go on to ART.")

전 세계에서 HIV 감염인이 보완통합의학을 많이 활용한다는 현황은 분명 또 다른 선택지를 제공한다. 하지만 보완통합의학은 무조건 좋다고 임의로 사용해서는 안 된다. Piscitelli 등의 두 연구에 따르면 미국에서 주로 사용하는 St John's wort와 마늘 유래 건강기능식품이 ARV 약물 효과에 영향을 줄 수 있다.[11)12)] St John's Wort(*Hypericum perforatum*)은 indinavir의 혈중 농도에 영향을 주었고, 마늘(*Allium sativum*) 유래 건강식품은 saquinavir 혈중 농도에 영향을 주어 ART에 영향을 줄 수도 있다고 보고하였다.

2. 한의학의 접근 방법

HIV/AIDS와 한의학을 설명하기에 앞서 한의학 자체의 접근 방법을 이해할 필요가 있다.

한의학은 사람 중심의 맞춤 의학이다. 한 사람을 바라본다면 오장육부로 구분되는 장기가 있다. 한 개인의 어느 장기에 문제가 발생했는지 판단하고 이를 치료한다. 예를 들어 보약을 사용한다면 어느 장기를 위주로 보약을 사용할지 진찰한다. 보약을 사용한다는 것은 인체를 구성하는 물질이나 기능이 부족해졌다는 것을 뜻한다. 한의학은 정(精), 혈(血), 기(氣), 신(神)이라는 네 가지 물질과 기능을 구분한다.

11) Stephen C Piscitelli, Aaron H Burstein, Doreen Chaitt, Raul M Alfaro, Judith Fallon. Indinavir concentrations and St John's wort. Research letter. The Lancet. 2000;355;547-548

12) Stephen C. Piscitelli, Aaron H. Burstein, Nada Welden, Keith D. Gallicano, and Judith Falloon. The Effect of Garlic Supplements on the Pharmacokinetics of Saquinavir. Clinical Infectious Diseases. 2002;34:234-238

한의학에서는 남녀노소의 특징도 고려한다. 증상이 같더라도 남자와 여자의 치료가 다를 수 있고, 소아는 기본적으로 몸 안에 열이 많다고 생각하고 치료하며, 노인은 몸이 약해진 것으로 고려하여 처방한다. 한의학에서는 한 개인이 갖고 태어나는 체질이 있다고 본다. 특정 체질에 따라 강한 장기와 약한 장기가 정해져 있다. 즉 한 개인이 병이 든다면 선천적으로 갖고 태어난 장기의 강약을 고려하여 치료한다.

한 사람이 살아가다 보면 외부 요인에 영향을 받는다. 쉽게 생각해서 날씨가 춥고 바람이 불거나, 비를 맞거나 할 때 감기에 쉽게 걸린다. 이렇듯 자연의 현상이 우리에게 영향을 준다고 생각한다. 외부에서 인체에 영향을 줄 수 있는 요소는 바람(風), 추위(寒), 더위(暑), 습기(濕), 건조(燥), 불(火) 여섯 가지로 구분하였다. 한의학의 처방은 봄, 여름, 가을, 겨울의 사시사철도 고려한다. 외부의 기운이 한 개인에게 영향을 주었다면, 그 외부 기운이 우리 몸에 들어와 어디에 있는지를 겉(表), 중간, 안(內)의 위치로 이해한다.

그리고 한의학에서는 마음도 질병 발생의 중요한 요인으로 본다. 마음 수양을 항상 강조했던 우리의 문화적 요소를 생각한다면 한의학에서 마음의 다스림과 질병 발생의 상관성을 얼마나 중시했을지 충분히 이해할 수 있다.

위의 한의학적 특징을 고려하여 한 사람이 감기에 걸려 열이 난다고 가정해보자. 한의학적 접근이라면 감기 걸린 사람의 나이, 체질은 무엇인지, 외부에서 어떤 요인이 인체의 어느 부위에 영향을 주고 있으며, 외부의 요인이 몸속으로 얼마나 깊이 침투했는지를 살펴봐야 한다. 이렇게 복합적으로 고려할 요소와 상황을 하나의 증(證, pattern)으로 묶어서 설명한다. 다양한 변수를 고려해야 하므로 감기 하나만 하더라도 여러 가지 증(證, pattern)으로 구분하여 치료한다. 본서 후반부에 HIV/AIDS를 설명할 때 나오는 '간울기체증(肝鬱氣滯證)'이 한 예시이다.

치료 법칙 중에서는 '부정거사법(扶正祛邪法)'만 기억하자. 부정(扶正)은 말 그대로 바른 것(正)을 도와준다는 의미이고, 거사(祛邪)는 나쁜 것(邪)을 제거한다는 뜻이다. 바른 것(正)이란 원래 우리 인체를 구성하고 있는 물질과 기능을 총괄하는 것이고, 나쁜 것(邪)이란 외부에서 들어와 우리 인체에 병을 유발하는 모든 것이다. HIV/AIDS의 치료에서 한의학은 면역력을 증가시키는 데에 집중하면서 바른 것(正)을 도왔다.

한의학은 연역 체계의 학문이다. 1981년에 첫 보고 된 HIV/AIDS의 질병 발현 양상과 질병의 경과를 고려하여 한의학의 여러 개념을 적용하여 이해하고 있다. HIV 초기의 급성 감염기 때 나타나는 발열, 인후통, 피부 발진, 기침 등의 증상과 강한 전염성은 한의학의 '온역(溫疫)'으로 보는 견해가 지배적이다. 일부 이론은 급성 감염기 이후 무증후기가 길다는 측면에서 잠복된 온역(伏氣溫疫)으로 세분화하기도 하였다.
HIV/AIDS의 경과로 몸의 면역력이 저하되면서 나타나는 극심한 피로, 도한(盜汗), 설사 등의 증상은 한의학의 '허로(虛勞)'로 이해한다. 한의학에서는 성생활을 허로(虛勞)를 유발할 수 있는 한 요인으로 보는 경우가 많다. 성생활이 지나친 경우 신장(腎臟)을 비롯한 비뇨생식기계 기능이 약해지고 점차 다른 장기에 영향을 준다고 이해하였다. 흑룡강중의학원의 황은 이를 "AIDS의 원인은 주로 성생활의 과다에서 찾을 수 있다. 이로 인해 신장(腎臟)의 정(精)이 소모되고, 허약하게 되어 나쁜 기(邪氣)가 이를 틈타 침입한다. 에이즈의 병태는 비장(脾臟)과 신장(腎臟)의 허로(虛勞)를 주로 하고 있으며, 그에 수반하여 담탁(痰濁), 어혈(瘀血), 징가(癥瘕), 적취(積聚) 등이 생긴다."라고 설명하였다.

저자는 여기에 ≪동의보감(東醫寶鑑)≫의 골증열(骨蒸熱)과 옹저(癰疽)의 개념을 추가하고자 한다. 골증열(骨蒸熱)은 HIV 감염 후 무증후기에서 점차적으로 몸이 쇠약해져 가는 과정을 잘 설명한다. 동의보감에서는 골증열(骨蒸熱)을 "음기(陰氣)가 부족하고 혈기(血氣)가 영양하지 못하여 골수가 고갈되기 때문에 생긴다. 신장(腎臟)은 뼈를 주관하는데 먼저 뼈에서 열이 나므로 골증(骨蒸)이라고 한다. 대개 주색(酒色)에 절도가 없거나 힘든 일을 지나치게 하는 것 등으로 진수(眞水)가 마르고 음화(陰火)가 타올라 후끈후끈 달아오르는 조열(潮熱)이 생긴다. 그 증상은 기침이 나고 열이 나며, 피를 토하고 가래를 뱉으며, 백탁(白濁), 유정(遺精), 식은땀 등의 증상이 있고 정신이 얼떨떨하며, 점차적으로 여위어서 나중에는 극심한 허로(虛勞)가 된다."라고 하였다.

옹저(癰疽)는 HIV/AIDS에서 피부에 나타나는 증상을 설명할 수 있다. 한의학의 옹저(癰疽)는 혈(血)에 열이 심해서 생기는데 옹(癰)

과 저(疽)를 구분한다. 저자는 이 저(疽)의 개념을 참고할 필요가 있다고 생각한다. 동의보감에서 저(疽)는 "열이 몹시 나서 살이 꺼져 들어가고 힘줄과 골수가 마르며, 속으로는 모든 장기에 미치고 혈기가 줄어들며 힘줄과 뼈, 성한 살이 없는 것이 저(疽)이다."라고 하였다. 한의학에서는 아픈 것, 가려운 것, 창양(瘡瘍), 옹저(癰疽), 마진(痲疹), 멍울이 생길 때 속이 답답한 것이 심한 것은 모두 다 뜨거운 기운인 화열(火熱) 때문에 발생한다고 본다. 설명하기는 "독한 술이나 기름진 음식을 많이 먹거나, 울화가 쌓이거나, 성생활을 지나치게 하여 체내의 물이 말라서 불이 붙으면 담(痰)이 엉키고 기(氣)가 막혀서 독기(毒氣)와 서로 뒤섞이면서 곳곳에서 옹저가 발생한다."라고 하였다. 동의보감에는 옹저(癰疽)로 여러 가지 증상이 발현될 수 있어서 옹정로 인한 번갈(煩渴), 구역(嘔逆), 담성(痰盛), 한열(寒熱), 통증(痛症), 설사를 별도로 기술하고 있다. HIV/AIDS에서 다양한 증상이 수반되고 전변되는 부분에서 참고할 수 있겠다.

3. HIV 감염의 자연 경과

HIV 감염의 자연 경과를 보면 HIV/AIDS의 한의학 치료 방식을 이해할 수 있다.

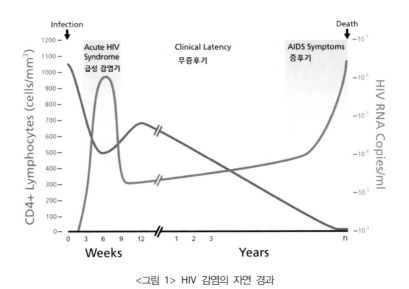

<그림 1> HIV 감염의 자연 경과

HIV 자연 경과는 급성 감염기, 무증후기, 증후기로 구분된다.[13]

가. 급성 감염기

HIV 감염 후 2~4주가 지나면 몸 안에서 HIV가 폭발적으로 증식되어 감염자에게 발열, 림프절의 부어오름, 인두염, 피부 발진, 설사

___
13) Ajisawa Atsuchi 저, 김영설·정인화 역. ≪에이즈 환자의 다양한 문제 만나기≫. 군자출판사. 2018

등이 나타난다. HIV RNA가 수백만 copies/$\mu\ell$까지 증식하면, 증상이 나타나기 전에 혈액 속에 바이러스가 돌아다니는 상태(바이러스혈증이라고 한다)가 일어난다. 이때 환자에게 다양한 자각 증상이 나타나며, 며칠 내에 없어지거나, 수 주간 계속하기도 한다. 이런 바이러스혈증의 증상은 감기처럼 일반적으로 흔히 보는 바이러스 감염 증상과 비슷하다. 급성 HIV 감염은 증상만으로 다른 바이러스 감염과 구별하기 어려워 문진을 통해 HIV 감염 가능성을 알아보아야 한다.

이 시기에 CD4 세포 수가 일시적으로 저하되며, 때로 다른 미생물에 의한 기회감염이 일어날 수 있는 수준까지 저하될 수도 있다. 이런 CD4 세포 저하는 혈중에서보다 위장 점막에서 현저하다고 알려져 있다. 바이러스혈증이 있을 때 정액 속의 HIV RNA 양은 혈중 바이러스양과 같은 수준으로 증가하므로 이 시기에 다른 사람에게 감염을 일으킬 가능성이 높다.

이런 바이러스혈증은 ART를 시작하지 않아도 약 6개월이 지나면 HIV-RNA 수준이 안정되어 일정한 수준을 유지한다(이를 세트포인트라고 한다).

나. 무증후기

감염되어도 약 3~10년까지는 자각 증상이 거의 없는 무증후기이다. 그렇다고 이때 HIV 감염인의 몸 안에 HIV가 가만히 잠복하고 있는 것은 아니다. 매일 100억 개의 HIV가 만들어져 CD4 림프구를 감염시켜 파괴하는 과정을 반복한다. 그렇게 CD4 세포 수는 서서히 감소되어 간다.

다. 증후기

혈액 속의 CD4 세포 수가 계속 감소하여 $200/\mu\ell$ 이하가 되면 HIV-RNA 양이 증가하며 HIV와 관련된 증상이 나타난다. 먼저 입속에서 곰팡이의 일종인 칸디다에 의해 칸디다 감염이 일어나거나, 대상포진이 반복되고, 원인을 알 수 없는 혈소판감소 등이 나타나기도 한다. 이런 증상을 전형적인 AIDS 발병 전에 볼 수 있다. 그러다가 HIV 감염자에게 <표 1>의 질환이나 상태가 나타나면 에이즈 발병으로 진단한다.

<그림 1>을 보면서 '부정거사법(扶正祛邪法)'을 상기해보자. 바른 것(正)을 도와준다는 부정(扶正)은 면역력 증강을 통해 CD4 세포 수를 상승시키거나, 감소를 지연시키는 역할이다. 파란색 선이 바닥에 닿지 않도록 하는 역할이다. 기존에 진행된 상당한 양의 연구가 이 부분에 방점을 두고 있다(제Ⅱ장과 Ⅲ장에서 기술한다). 나쁜 것(邪)을 제거한다는 거사(祛邪)는 HIV 바이러스를 제거하는 것이 된다.

지금의 보완통합의학은 현대 의학으로 HIV 복제를 억제한 다음에 한의약으로 면역기능을 증가시키는 치료를 가장 많이 했다. 악성종양의 치료에서 현대 의학의 항암제로 암세포를 공격하고, 보완통합의학으로는 사람이 항암 치료를 잘 견딜 수 있도록 면역력을 높이고 부작용을 줄이는 것과 일맥상통한다. ≪동의보감≫에도 종양의 치료에 "바른 것을 키워서 종양을 스스로 없앤다(養正積自

除).”라는 치료법을 기재하고 있다. 동의보감에서는 이를 비유로 "온 방 안의 사람이 다 좋은 사람이고 한 사람만이 나쁜 사람이면 나쁜 사람은 견뎌낼 수 없어서 저절로 나가고 마는 것과 같다. 이같이 진기(眞氣)가 든든하고 위장의 기운이 강하면 종양은 절로 없어진다. 종양은 건강한 사람에게는 생기지 않고 허약한 사람에게만 생긴다."라고 설명하였다.

제Ⅳ장에서는 HIV/AIDS의 경과에 따른 한의학적 '증(證, pattern)'이 어떻게 발현되는지를 설명한다. HIV/AIDS가 케어(care)에서 치료(cure)가 되려면 궁극적으로는 체내의 HIV 바이러스를 제거해야 한다. 제Ⅴ장에서는 한의학에서 가장 오래되었으나 지금은 잘 사용되지 않는 나쁜 것을 제거하는 치료법(祛邪)을 제언한다.

통합의학은 의학과 한의학을 환자 중심으로 잘 조율하여 진료하는 것을 뜻한다. 우리나라에서는 협진, 즉 '환자의 질환(건강 상태)에 대하여 의사와 한의사가 서로 의료정보를 공유하고 협의하여 의과 또는 한의과 진료행위를 하는 것'의 의미도 있다. Ⅰ장부터 Ⅳ장까지의 내용과 성과는 우리나라에서 HIV/AIDS 통합치료를 진행하기 위한 중요한 근거가 된다. 이 통합치료도 현재 우리나라에서는 충분히 새로운 길이다. HIV 감염인과 AIDS 환자가 겪는 증상을 개선하고, 삶의 질을 높이며, 면역력을 높이고, 스트레스를 완화하는 것은 중요한 첫 단계이다.

체내의 잠복 병원소를 없애야만 HIV/AIDS가 치료된다. I장에서 IV장까지의 성과는 주로 바른 것을 돕는(扶正) 방식으로 이루어 냈다. 이러한 성과와 경험을 바탕으로 잠복 병원소를 제거하기 위해서는 나쁜 것을 제거하는(祛邪) 방법을 사용할 필요가 있다. 부정(扶正)에서 거사(祛邪)로 무게 중심을 옮기면서 HIV/AIDS를 치료하는 온전한 방법이 완성되어야 한다. V장의 제언이 우리가 고려해야 할 두 번째 새로운 길이다.

이 새로운 길을 출발해서 목적지에 도착할 수 있을까? 선택할 수 있는 여러 길이 있다는 것은 분명 긍정적인 부분이다.

<표 1> AIDS 지표 질환 (《에이즈 환자의 다양한 문제 만나기》, 군자출판사, 2018에서 인용)

가. 진균증
1) 칸디다증 (식도, 기관, 기관지, 폐)
2) 크립토콕쿠스증 (폐 이외)
3) 콕시디오이데스증
　가) 전신 파종
　나) 근육, 목, 폐문 림프절 이외 부위 발생
4) 히스토플라스마증
　가) 전신 파종
　나) 폐, 목, 폐문 림프절 이외 부위 발생
5) 뉴모시스티스 폐렴

나. 원충증
6) 톡소플라스마 뇌증 (생후 1개월 이후)
7) 크립토스포리듐증 (1개월 이상 계속되는 설사 동반)
8) 이소스포라증 (1개월 이상 계속되는 설사 동반)

다. 세균감염
9) 화농성 세균감염 (13세 미만에서 헤모필루스, 연쇄구균 등의 화농성 세균에 의한 다음 증상이 2년 이내에 2종 이상 다발 또는 반복하여 발생)
　가) 패혈증
　나) 폐렴
　다) 수막염
　라) 골관절염

마) 중이, 피부 점막 이외의 부위나 심부 장기의 농양
10) 살모넬라균혈증 (재발을 반복하는 것으로 티푸스균에 의한 것을 제외)
11) 활동성 결핵 (폐결핵 또는 폐 외 결핵)
12) 비정형 항산균증
    가) 전신 파종
    나) 폐, 피부, 경부, 폐문 림프절 이외 부위 발생

라. 바이러스 감염
13) 사이토메갈로바이러스 감염 (생후 1개월 이후 간, 비장, 림프절 이외)
14) 단순 헤르페스 감염
    가) 1개월 이상 지속하는 점막, 피부궤양
    나) 생후 1개월 이후 기관지염, 폐렴, 식도염 동반
15) 진행성 다소성 백질뇌증

마. 종양
16) 카포시육종
17) 원발성 뇌림프종
18) 비호지킨림프종 (LSG 분류에 의해)
    가) 대세포형 (면역아구형)
    나) Burkit 형
19) 침윤성 자궁경부암

바. 기타
20) 반복성 폐렴
21) 림프성 체액성 간질성 폐렴/폐 림프 과형성: LIP/PLH complex (13세 미만)
22) HIV 뇌증 (치매 또는 아급성 뇌염)
23) HIV 소모성 증후군 (전신 쇠약 또는 슬림병)

한약

1. 세계보건기구

천연물에서 항HIV 치료물질을 찾는 노력은 상당히 이른 시기부터 진행되었다. 세계보건기구(이하, WHO)는 1989년에 스위스 제네바 본부에서 전통의약품 기반 AIDS 치료물질을 찾기 위한 회의를 개최했다.14) 미국, 일본, 우간다, 말라위, 탄자니아 전문가가 참석하여 천연물의 연구 현황; 항HIV 효과를 스크리닝할 전통의약품의 선정 기준; 연구 진행 방법; 그리고 전통의약 연구의 법적 윤리적 문제를 논의하였다. 아울러 WHO 협력센터를 활용해 현장에서 사용되고 있는 전통의약품의 안전성과 항HIV 효과를 규명하고자 하였다.

1989년 회의에서 이미 초기 항HIV 치료물질 연구결과를 공유하였다.

- *Alternanthera philoxeroides*
- *Andrographis paniculata*
- *Arctium lappa*
- *Castanospermum australe*
- *Coptis chinensis*
- *Lonicera japonica*
- *Paeonia obovata*
- *Polyporus umbellatus*
- *Prunella vulgaris*
- *Senecio scandens*

---

14) WHO/GPA/BMR/89.5 Report of a WHO Informal Consultation on Traditional Medicine and AIDS: In Vitro Screening for Anti-HIV Activity, Geneva, 6-8 February 1989

• *Cordyceps sinensis*	• *Schizemenia pacifica*
• *Epimedium grandiflorum*	• *Viola yedoensis*
• *Glycyrrhiza uralensis*	• *Woodwardia unigemnata*
• *Lithospermum erythrorhizon*	

전문가는 무증후기 HIV 감염인이 Glycyrrhizin을 복용하였을 때 HIV 감염에 따른 증상 발현이 늦춰졌고, *Schizemenia pacifica*는 역전 사효소를 억제한다고 밝혔다. 이러한 초기 연구 성과의 공유와 더불어 항HIV 치료물질을 찾기 위한 전 세계적인 연구 협력 네트워크 구축을 제시하였다. 당시 회의에서 미국 National Cancer Institute가 향후 5년 동안 식물 4,500종의 항HIV 효과를 스크리닝할 계획이라고 전하였다.

WHO는 이어서 1990년에 스위스 제네바 본부에서 '전통의약품의 AIDS 임상시험 가이드라인(Guidelines for clinical trials with traditional medicine products used in the treatment of AIDS and AIDS-related diseases)'을 만들고, HIV 감염 및 증상 발현의 단계를 제안하였다.[15] 이 회의에는 캐나다, 중국, 미국, 인도, 일본, 우간다, 나이지리아, 독일의 전문가가 참석하였다. 일본 전문가는 한방 처방인 Sho-saiko-to(小柴胡湯)가 면역력 증강 효과가 있을 것으로 발표하였다. 미국 University of Illinois 의 Centre for Traditional Medicine과 스웨덴의 National Bacteriological Laboratory는 18종 식물의 36개 추출물의 항HIV 효과를 스크리닝하여 식물 두 종의 유효성분을 확인하였고, 1990년 말까지 200종의 식물에서 항HIV 효과를 스크리닝할 계획을 공유하였다.

1990년 회의에서는 항HIV 효과가 있을 가능성이 있는 전통의약

---

15) WHO/TRM/GPA/90.2 Report of a WHO Consultation on Traditional Medicine and AIDS: Clinical Evaluation of Traditional Medicines and Natural Products

품의 체계적인 임상연구 진행 방법을 논의하였다. 이때 제시된 임상연구 후보물질 선정 방법은 여전히 참고할 부분이 있다. 논의된 기준은 우선 임상에서 또는 시험관 내 연구에서 사람에게 효과가 있을 것으로 상당한 근거가 있는 식물 중 다음 항목에 부합할 때 임상연구를 진행할 수 있다고 하였다.

- 설사, 발열, 가려움증의 증상 개선 또는 식욕 증진
- 피부 발진, 카포시 피부 병변, 림프절의 증상 개선 또는 체중 증가
- 칸디다증, 와포자충증, 단순 헤르페스, 크립토코쿠스증 또는 톡소포자충증과 같은 기회감염의 소실
- 제안된 질병 단계의 개선(proposed WHO staging system)

WHO는 전통의약품의 연구 및 이의 임상연구 가이드라인을 제시함과 동시에 1990년 7월에 보츠와나에서는 국가 보건 체계에서 전통의약 자원을 활용할 방법을 권고한다.16) 이 회의에서는 정책, 법률, 교육과 연수 및 연구에 대한 논의가 진행된다. 사하라 사막 이남에서 HIV/AIDS에 전통의약품이 많이 사용되고 있는 상황을 반영하여 전통의약품에서 AIDS 및 관련 증상의 치료 약을 연구하여 생리활성 성분, 약효 성분, 독성 그리고 가능하다면 화학 구조까지 밝힐 수 있기를 기대하였다. 이러한 논의는 이후 서구의 우수 연구소와 사하라 사막 이남의 국가 간의 전통의약품 연구 협력을 구축하는 토대가 되었다.

유엔에이즈계획(이하, UNAIDS)에서는 2002년 국가 보건

---

16) WHO/TRM/GPA/90.1 Report of the Consultation on AIDS and Traditional Medicine: Prospects for Involving Traditional Health Practitioners, 23-27 July 1990, Francistown, Botswana

체계에서 전통의약 자원을 활용한 경험을 공유하였다.17) 케냐에서는 전통의약품을 기회감염에 사용하였으며, 케냐의 연구소에서는 이러한 전통의약품의 안정성과 단순 헤르페스, 설사, 말라리아, 피부 발진, 기침, 발열, 관절통에 도움이 되는 효능을 확인하였다고 보고하였다. 탄자니아에서는 AIDS 관련 증상인 체중감소, 설사, 진균감염, 피부 증상에 전통의약품을 사용하며, 이러한 전통의약품의 연구가 필요하다고 보고하였다.

UNAIDS는 전통의약 자원의 국가 보건 체계 활용 방안을 지속적으로 강구한다.18) 2006년 자료에서도 항HIV 효과가 있고 기회감염이나 관련 증상을 개선할 수 있는 전통의약품의 연구를 지속할 것을 제언했고, 일부 전통의약품은 임상연구로 진행할 것을 촉구하였다.

우리나라에서도 1991년부터 1993년까지 항HIV 치료물질 탐색에 관한 연구(Ⅰ, Ⅱ, Ⅲ)가 진행되었다. 해당 연구는 효과적인 항HIV 치료물질을 찾아내어 AIDS 치료제를 개발하고자 하였다.19)20) 1차 년에는 56종의 한약 중 7종에서 항HIV 활성을 확인하였고, 2차 년에는 202종의 한약 중 16종에서 그리고 3차 년에는 234종의 한약 중 총 17종에서 항HIV 활성을 확인

---

17) UNAIDS/02.16E (Original version, June 2002) Ancient Remedies, New Disease: Involving traditional healers in increasing access to AIDS care and prevention in East Africa

18) UNAIDS/06.28E (English original, November 2006) Collaborating with Traditional Healers for HIV Prevention and Care in sub-Saharan Africa: suggestions for Programme Managers and Field Workers

19) 신영오 외. <항 AIDS 바이러스 물질 탐색에 관한 연구(Ⅱ)>. 국립보건원. 1993

20) 신영오 외. <항 AIDS 바이러스 물질 탐색에 관한 연구(Ⅲ)>. 국립보건원. 1994

하였다. 3차 년에는 국내에서 자생하는 야생식물까지 연구하
여 총 170종의 분획물의 중 10종의 분획물에서 HIV-1 활성을
확인하였다.

2. HIV 증식 과정 및 약물 작용 부위

천연물의 항HIV 효능을 이해하기 위해 우선 <그림 2>의 HIV의 숙주 세포 내 증식 과정과 이 과정에 작용하는 치료제를 살펴보자.

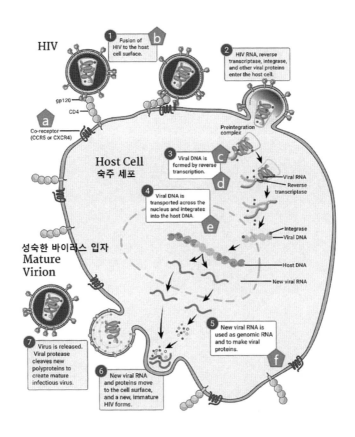

<그림 2> HIV의 숙주 세포 내 증식 과정

<그림 2>는 HIV의 숙주 세포 내 증식 과정을 보여준다(❶~❼).

❶ HIV가 세포 외막에 있는 CD4 수용체와 보조 수용체(Co-receptor; CCR5 또는 CXCR4)와 결합한다.

❷ HIV가 세포에 결합하면 다음에는 세포 안으로 HIV 바이러스의 RNA와 역전사효소가 들어간다.

❸ 이어서 역전사효소의 작용으로 RNA에서 HIV의 DNA가 만들어진다.

❹ HIV의 DNA가 숙주 세포의 DNA 안으로 들어가서 결합한다. 이렇게 HIV DNA가 결합하면 프로바이러스라고 부른다.

❺ 이 프로바이러스는 HIV 구조를 이루는 각종 단백질을 합성하기 시작하며,

❻ HIV 입자의 구조를 만들기 시작한다.

❼ 이런 과정을 거쳐 성숙한 HIV는 싹이 나듯이 발아해서 세포 밖으로 나간다.

<그림 2>의 초록색으로 표시된 약물의 작용 부위(ⓐ~ⓕ)에 따라 항바이러스제를 분류한다.

ⓐ 케모카인 보조수용체 저해제(chemokine coreceptor antagonist): CCR5를 억제하는 약이며 마라비록(maraviroc; MVC)이 있다.

ⓑ 융합 저해제(fusion inhibitor): HIV가 CD4에 결합하여 융합하는 것을 억제하는 약이며, 엔푸비르티드(enfuvirtide)가 있다.

ⓒ 핵산계 역전사효소 저해제(nucleoside reverse transcriptase inhibitor): HIV의 DNA 합성에 필요한 핵산과 경쟁하여 DNA를 만들지 못하게 한다. 테노포비르(tenofovir) / 엠트리시타빈(emtricitabine) / 아바카비르(abacavir) / 라미부딘(lamivudine) 복합제를 초기에 사용한다.

ⓓ 비핵산계 역전사효소 저해제(non-nucleoside reverse transcriptase inhibitor): 역전사효소의 촉매 부위에 직접 결합하여 그 기능을 억제하는 약이다. 에파비렌츠(efavirenz)가 대표적이다.

ⓔ 인테그라제 저해제(integrase strand transfer inhibitor): HIV DNA가 사람의 DNA 조합에 필요한 인테크라제를 억제한다. 랄테그라비르(raltegravir), 돌루테그라비르(dolutegravir) 및 복합제 엘비테그라비르(elvitegravir) / 코비시스타트(cobicistat) / 엠트리시타빈(emtricitabine) / 테노포비르(tenofovir) 등이 있다.

ⓕ 프로테아제 저해제(protease inhibitor): HIV의 프로테아제에 작용하여 HIV 구조를 만드는 단백질의 효소 생성을 막아 미성숙하여 감염성이 없는 HIV를 만든다. 아타자나비르(atazanavir), 다루나비르(darunavir), 리토나비르(ritonavir) 등이 있다.

Salehi 등[21]은 항HIV 효과가 있는 151개 과(科), 716종의 식물을 정리하였다<표 2>. <그림 2>의 ⓒ와 ⓓ에 작용하는 HIV 역전사효소는 HIV-RT로 표시하였고, ⓔ에 작용하는 HIV 인테그라제는 HIV-IN로, ⓕ에 작용하는 HIV 프로테아제는 HIV-PR로 표시하였다.

---

21) Bahare Salehi, Nanjangud V. Anil Kumar, Bilge Sener, Mehdi Sharifi-Rad, Mehtap Kılıc, Gail B. Mahady, Sanja Vlaisavljevic, Marcello Iriti, Farzad Kobarfard, William N. Setzer, Seyed Abdulmajid Ayatollahi, Athar Ata and Javad Sharifi-Rad. Medicinal Plants Used in the Treatment of Human Immunodeficiency Virus. International Journal of Molecular Sciences. 2018;19,1459:1-60

3. 세계의 천연물 연구

Cichello 등[22]이 천연물과 HIV의 임상연구 결과를 검토한 결과, 천연물은 주로 ART와 병행하여 사용되었고, ART 진행 중에 발생하는 구역감, 우울증을 위해 주로 사용되었으며, 면역력 증강을 목표로 하였다. Cichello 등은 HIV에 주로 사용하는 천연물을 다음과 같이 정리하였다.

피부 면역 ● Aloe vera 강장제 ● 인삼 (Panax 종) ● *Withania somnifera* 항균 ● 프로폴리스 항염 ● *Atractylodes macrocephala* ● *Olea europaea* ● *Melaleuca alternifolia* ● *Curcuma longa* 항바이러스 ● *Hydrastis canadensis* ● Lomatium 종 ● *Azadirachta indica* ● *Hypericum perforatum*	항암 ● *Isatis tinctoria* 강심작용 ● *Zingiber officinale* ● *Ginkgo biloba* 정화제 ● *Allium sativum* ● *Citrus* × *paradisi* 발한제(Diaphoretic) ● *Buxus sempervirens* 구풍제 ● *Mentha* × *piperita* 거담제 ● *Hyssopus officinalis* 간기능 보호호 ● *Chelidonium majus* ● *Glycyrrhiza glabra* ● *Silybum marianum*

Williams-Orland의 연구는[23] 천연물을 ART의 부작용 경감, 기회감염의 치료, 면역력 증강, 만성 염증의 감소, 전반적인 건강 또

---

22) Simon Cichello, Surafel Melaku Tegegne, Hong Yun. Herbal Medicine in the Management and Treatment of HIV-AIDS – a review of clinical trials. Australian Journal of Herbal Medicine. 2014;26(3):100 – 114

23) Carolyn Williams-Orlando. Human Immunodeficiency Virus and Herbal Medicine. Alternative and Complementary Therapies. 2017;23(2):1-9

는 웰빙 목적으로 사용한다고 결론지었다. 각 지역에서 활용되는 천연물은 차이가 있었으며 관련 연구 성과 일부를 소개한다.

가. 아프리카

남아공의 한 조사에 따르면 HIV에 가장 많이 사용되는 식물은 *Hypoxis hemerocallidea*(85%), *Asparagus densiflorus*(68%), *Lessertia frutescens*(68%)로 나타났다. 면역력 증강 효과가 있다고 생각한 *Hypoxis hemerocallidea*에는 상당한 양의 미네랄이 포함되어 있었다. *Lessertia frutescens*로 진행된 이중맹검 무작위 임상연구에서는 식욕 증진 효과가 있었다. 남아공 약용식물 중 *Pelargonium sidoides*는 독일에서 EPsR7630 또는 Umckaloabo로 허가를 받았다. 관련 연구에서 *Pelargonium sidoides*는 HIV-1이 세포 내로 침투하는 것을 저해시켰다.

탄자니아에서는 *Carissa spinarum*이 많이 사용되며, 나이지리아에서는 *Nigella sativa*를 이용한 사례 연구가 있다. 우간다에서는 기회감염 중 피부 증상에는 *Zehneria scabra*와 Aloe 종(種) 식물을, 칸디다증에는 *Maytenus senegalenis*를 사용하였다. *Thonningia sanguinea*는 진균감염에 효과가 있었다.

나. 중국

Litsea 속(屬)에서 항HIV 성분을 확인하였다. *Litsea verticillata*에서 여러 항HIV 효과가 있는 성분을 분류했고, 그중에는 HIV-1 복제를 저해하는 성분도 있었다. 중국에서 자생하는 Dictamnus 속(屬) 식물의 limonin 성분도 HIV-1 복제를 저해하였다. *Schisandra chinensis*의

Schisandrin B 및 Deoxyshizandrin.25 성분은 HIV-1 역전사효소의 활성을 저해하였다. *Sanguisorba officinalis*는 HIV-1이 세포 내로 침입하는 것을 저해한다.

다. 미국 및 유럽

2004년 조사에 따르면 미국에서 HIV 감염인이 가장 많이 사용하는 천연물은 인삼, 마늘 성분, Echinacea 종(種), *Ginkgo biloba*와 *Hypericum perforatum*이었다. 1995년 San Francisco에서 진행된 조사에서는 HIV 감염인이 가장 많이 사용하는 천연물이 Echinacea 종(種), *Astragalus propinquus*, 인삼, *Lentinula edodes*, *Handroanthus impetiginosus*, *Hypericum perforatum*, *Aloe vera*, *Viscum album*으로 나타났다.

● *Hypericum perforatum*

*Hypericum perforatum*의 hypericin, pseudohypericin, 3-hydroxy fatty acid 성분이 항HIV-1 효과가 있다. pDING 단백질은 HIV 복제와 역전사효소를 억제하고, pDING은 HIV-1로 인한 신경세포 손상과 사멸을 보호한다. 다른 Hypericum 종도 항HIV 효과가 있다. 이태리의 *Hypericum hircinum* L.은 HIV-1 역전사효소를 억제하였고, 일본의 *Hypericum chinense* L. var *salicifolium*의 biyouyanagin 성분은 림프구에서 HIV 복제를 억제하였다.

● 마늘(*Allium sativum*)

1989년 HIV 감염인 10명에게 진행된 연구에서는 마늘이 NK세포 활성을 높였다. 이 연구결과로 많은 HIV 감염인이 마을 제품을 복용하게 되었다. 하지만 또 다른 연구에서 고활성항바이러스요법(Highly Active Anti-Retroviral Therapy, 이하 HAART)을 받은 390명의 여자 HIV 감염인을 15년 동안 추적 관찰하였을 때 바이러스나 CD4 수치에 영향을 주지 않는 것으로 나왔다. HIV 단백질(예: Tat, gp120, Vpr, Nef, and RT)은 자유기를 생성하고, 이는 HIV 감염에서 만성 산화 스트레스를 유발하며, 병의 진행과 기회감염을 높인다. 마늘은 항산화제로 잘 알려져 있으며 이러한 이유로 HIV에 효과를 보이는 것일 수도 있다. 추가로 마늘은 동물실험에서 stavudine 약물의 독성을 경감시키는 효과가 있었다.

● 녹차(*Camellia sinensis*)

녹차는 HIV가 혈액뇌장벽을 통과하여 유발하는 뇌 손상에 대하여 신경보호 효과가 있다. 녹차의 polyphenol과 epigallocatechin-3-gallate (EGCG) 성분은 HIV-1이 세포에 침입하는 것을 막아주고, HIV-1의 복제를 저해한다.

● *Withania somnifera*

*Withania somnifera*는 시험관 내에서 beta-amyloid를 제거했으며, HIV-1 유발 신경독성에 보호 효과를 나타냈다. 연구자들은

*Withania somnifera*가 HIV 관련 뇌 신경 손상 및 기억력 감퇴에 효과가 있을 것으로 기대하였다.

● Lamiaceae 과(科)

*Prunella vulgaris*의 Prunellin 성분은 HIV의 세포 내 침입을 저해하였다. *Prunella vulgaris*는 HIV 감염력을 낮췄고, 세포 독성은 없거나 미약했다.

● 인삼

서양 인삼(*Panax quinquefolius*)과 고려 인삼(*Panax ginseng*)의 항HIV 연구결과가 있다. 홍삼은 HIV 감염인의 CD4 세포 감소 속도를 지연시켜 병의 진행을 늦추었다. 추가로 홍삼은 HAART에서 발생하는 약물 내성도 상당히 낮췄다. 홍삼의 ginsenoside Rh1 성분은 HIV-1에 감염된 포식세포를 제거하였다. 고려 인삼은 NK세포의 활성을 높였다. 서양 인삼은 HIV-1 단백질분해효소억제제에서 흔히 발생하는 과혈당과 인슐린 내성을 개선하기 위해 섭취한다. 서양 인삼은 HIV-1 역전사효소를 저해하여 HIV의 복제를 억제한다.

● 버섯

*Ganoderma lucidum*의 ganoderic과 laccase 성분은 항HIV 효과를 보인다. *Grifola frondosa*는 T도움세포를 활성화하고 azidothymidine과 유사한 항HIV 효과를 나타내었다.

● Echinacea 종(種)

Echinacea 종(種)은 HIV 감염인에게서 NK세포를 활성화한다. 다만 독일의 E 위원회에서는 8주 이상의 장기 복용을 금하므로 주로 초기 급성 감염일 때 7~10일 정도 짧게 사용한다.

● *Viscum album*

*Viscum album*은 독일, 스위스, 북부 및 중부 유럽에서 암 치료에 표준적으로 사용한다. *Viscum album*의 임상연구 1, 2상에서는 HIV-1 감염인의 안전성을 보였고, CD4 양성 T림프구를 안정화시키거나 증가시킬 수도 있다는 결과가 있다. 임상연구 3상에서는 HIV 치료에는 효과를 보이지 못했으나 실험실과 임상 지표들의 개선이 있었다. *Viscum album*은 대식세포, NK세포, T도움세포를 활성화하고, 종양괴사인자 알파, 인터루킨 1, 2, 6의 사이토카인 분비를 증가시켜 면역력을 제고한다.

● *Glycyrrhiza glabra*

일본에서 진행된 연구에서는 HIV 감염인이 glycyrrhizin을 내복하였을 때 HIV 복제를 억제하였고 면역력을 유지하는 효과가 있었다.

<표 2> 항HIV 효과가 연구된 약용식물 (Medicinal Plants Used in the Treatment of Human Immunodeficiency Virus. International Journal of Molecular Sciences. 2018에서 인용. HIV 역전사효소는 HIV-RT; HIV 인테그라제는 HIV-IN; HIV 프로테아제는 HIV-PR로 각각 표시)

과(科)	식물	부위	HIV-RT	HIV-PR	HIV-IN	Anti-HIV
Acanthaceae	*Andrographis paniculata* (Burm. f.) Wall. ex Nees	지상부				천연 식물
Acanthaceae	*Avicennia marina* var. *rumphiana* (Hallier f.) Bakh.	씨앗				Iridoid glycoside
Acanthaceae	*Avicennia officinalis* L.	잎	천연 식물	천연 식물		
Acanthaceae	*Justicia adhatoda* L.					천연 식물
Acanthaceae	*Justicia gendarussa* Burm.f.	지상부	천연 식물			
Acanthaceae	*Rhinacanthus nasutus* (L.) Kurz	지상부	천연 식물			천연 식물
Acanthaceae	*Strobilanthes cusia* (Nees) Kuntze					천연 식물
Acoraceae	*Acorus calamus* L.	뿌리줄기	천연 식물			
Adoxaceae	*Sambucus ebulus* L.	전초				천연 식물
Adoxaceae	*Sambucus nigra* L.	전초	천연 식물			천연 식물
Adoxaceae	*Sambucus racemosa* L.	잎, 열매	천연 식물			

과(科)	식물	부위	HIV-RT	HIV-PR	HIV-IN	Anti-HIV
Adoxaceae	*Sambucus williamsii* Hance	뿌리, 열매				천연 식물
Adoxaceae	*Viburnum opulus* L.	잎, 열매	천연 식물			
Aizoaceae	*Sceletium tortuosum* (L.) N.E. Br.		천연 식물	천연 식물	천연 식물	
Alismataceae	*Alisma plantago-aquatica* L.	뿌리줄기		천연 식물		
Amaranthaceae	*Achyranthes bidentata* Blume					천연 식물
Amaranthaceae	*Achyranthes japonica* (Miq.) Nakai	뿌리				천연 식물
Amaranthaceae	*Aerva lanata* (L.) Juss. ex Schult.	뿌리	Phytotesrols			
Amaranthaceae	*Alternanthera brasiliana* (L.) Kuntze	지상부				천연 식물
Amaranthaceae	*Alternanthera philoxeroides* (Mart.) Griseb.					천연 식물
Amaryllidaceae	*Allium sativum* L.	알뿌리	천연 식물			천연 식물
Amaryllidaceae	*Crinum amabile* Donn ex Ker Gawl.	알뿌리	천연 식물			
Amaryllidaceae	*Crinum macowanii* Baker	알뿌리	천연 식물	천연 식물		
Amaryllidaceae	*Haemanthus albiflos* Jacq.					천연 식물
Amaryllidaceae	*Leucojum vernum* L.	알뿌리	Alkaloids			
Amaryllidaceae	*Pamianthe peruviana* Anonymous	알뿌리	천연 식물			
Amaryllidaceae	*Tulbaghia alliacea* L. f.	알뿌리				천연 식물
Amaryllidaceae	*Tulbaghia violacea* Harv.	알뿌리	천연 식물	천연 식물		

과(科)	식물	부위	HIV-RT	HIV-PR	HIV-IN	Anti-HIV
Anacardiaceae	*Lamnea edulis* (Sond.) Engl.	잎·뿌리				천연 식물
Anacardiaceae	*Mangifera indica* L.	줄기 수피				천연 식물
Anacardiaceae	*Rhus chinensis* Mill.	잎, 뿌리, 줄기 수피, 열매				Read phyto
Anacardiaceae	*Schinus molle* L.	잎				천연 식물
Anacardiaceae	*Spondias pinnata* (L. f.) Kurz	열매	천연 식물			
Anacardiaceae	*Toxicodendron acuminatum* (DC.) C.Y. Wu & T.L. Ming	충영		천연 식물		
Ancistrocladaceae	*Ancistrocladus korupensis* D.W. Thomas & Gereau	뿌리	Naphthylisoquinoline alkaloids			천연 식물 Naphthylisoquinoline alkaloids
Annonaceae	*Annona glabra* L.	열매				Alkaloids
Annonaceae	*Annona senegalensis* Pers.	잎				천연 식물
Annonaceae	*Annona squamosa* L.	열매				Diterpenoids
Annonaceae	*Dasymaschalon rostratum* Merr. & Chun	줄기	Phenylpropanoid derivatives			
Annonaceae	*Dasymaschalon sootepense* Craib	잎	Alkaloids, Flavonoid			
Annonaceae	*Polyalthia suberosa* (Roxb.) Thwaites	줄기 수피	천연 식물			Triterpene, 2-substituted furans

과(科)	식물	부위	HIV-RT	HIV-PR	HIV-IN	Anti-HIV
Annonaceae	Xylopia frutescens Aubl.	나무껍질		천연 식물		
Apiaceae	Alepidea amatymbica Eckl. & Zeyh.					Rosmarinic acid
Apiaceae	Ammi visnaga (L.) Lam.	열매		천연 식물		
Apiaceae	Anethum graveolens L.	씨앗		천연 식물		
Apiaceae	Angelica dahurica (Fisch.) Benth. & Hook. f.	뿌리				천연 식물
Apiaceae	Angelica grosseserrata Maxim.	지상부		천연 식물		
Apiaceae	Apium graveolens L.	열매		천연 식물		
Apiaceae	Cryptotaenia japonica Hassk.	지상부		천연 식물		
Apiaceae	Foeniculum vulgare Mill.	열매				천연 식물
Apiaceae	Lomatium suksdorfii (S. Watson) J.M. Coult. & Rose	열매				Coumarin
Apiaceae	Mulinum ulicinum Gillet & Hook.	잎, 줄기				천연 식물
Apiaceae	Ridolfia segetum (L.) Moris		Essential oils			
Apiaceae	Saposhnikovia divaricate (Turcz.) Schischk.			천연 식물		천연 식물
Apiaceae	Torilis japonica (Houtt.) DC.	씨앗		천연 식물		천연 식물
Apocynaceae	Alstonia scholaris (L.) R. Br.	줄기 수피				천연 식물
Apocynaceae	Carissa bispinosa Desf. ex Brenan	뿌리				천연 식물
Apocynaceae	Catharanthus roseus (L.) G. Don	잎				천연 식물

과(科)	식물	부위	HIV-RT	HIV-PR	HIV-IN	Anti-HIV
Apocynaceae	Cynanchum atratum Bunge	뿌리				천연 식물
Apocynaceae	Cynanchum paniculatum (Bunge) Kitag.	뿌리				천연 식물
Apocynaceae	Gymnema sylvestre (Retz.) R. Br. ex Schult.			천연 식물		
Apocynaceae	Hemidesmus indicus (L.) R. Br. ex Schult.		천연 식물			
Apocynaceae	Hoodia gordonii (Masson) Sweet ex Decne.		천연 식물	천연 식물	천연 식물	
Apocynaceae	Parameria laevigata (Juss.) Moldenke	나무껍질		천연 식물	천연 식물	
Apocynaceae	Rauvolfia serpentine (L.) Benth. ex Kurz					천연 식물
Apocynaceae	Solenostemma argel (Delile) Hayne	뿌리		천연 식물		
Apocynaceae	Tabernaemontana stapfiana Britten		천연 식물			
Araceae	Alocasia odora (Roxb.) K. Koch	뿌리줄기		천연 식물		
Araliaceae	Acanthopanax koreanum Nakai	줄기 수피		천연 식물		천연 식물
Araliaceae	Eleutherococcus sessiliflorus (Rupr. & Maxim.) S.Y. Hu					천연 식물
Araliaceae	Kalopanax pictus (Thunb.) Nakai	줄기 수피				천연 식물
Araliaceae	Panax ginseng C.A. Mey.	뿌리		Triterpenoids		Saponin
Araliaceae	Panax notoginseng (Burkill) F.H. Chen ex C.H. Chow			천연 식물	천연 식물	
Araliaceae	Panax zingiberensis C.Y. Wu & K.M. Feng	뿌리줄기				Zingibroside
Arecaceae	Areca catechu L.	씨앗		천연 식물		

과(科)	식물	부위	HIV-RT	HIV-PR	HIV-IN	Anti-HIV
Arecaceae	*Attalea tessmannii* Burret	씨앗				천연 식물
Aristolochiaceae	*Aristolochia bracteolate* Lam.	열매	천연 식물	천연 식물		
Aristolochiaceae	*Aristolochia contorta* Bunge	열매				천연 식물
Aristolochiaceae	*Aristolochia manshuriensis* Kom.	줄기				Oxoperezinone
Aristolochiaceae	*Asarum sieboldii* Miq.	뿌리				천연 식물
Asparagaceae	*Anemarrhena asphodeloides* Bunge	뿌리(줄기)		천연 식물		
Asparagaceae	*Asparagus cochinchinensis* (Lour.) Merr.	뿌리				천연 식물
Asparagaceae	*Asparagus racemosus* Willd.	뿌리				천연 식물
Asparagaceae	*Dracaena cochinchinensis* (Lour.) S.C. Chen		천연 식물			
Asteraceae	*Acanthospermum hispidum* DC.	지상부	천연 식물			
Asteraceae	*Achyrocline alata* (Kunth) DC.	꽃, 줄기				천연 식물
Asteraceae	*Achyrocline flaccida* (Weinm.) DC.	꽃				천연 식물
Asteraceae	*Achyrocline satureioides* (Lam.) DC.	꽃				천연 식물
Asteraceae	*Ainsliaea acerifolia* Sch. Bip.	전초		천연 식물		
Asteraceae	*Ambrosia artemisiifolia* L.	전초		천연 식물		
Asteraceae	*Ambrosia maritima* L.	지상부		천연 식물		
Asteraceae	*Ambrosia peruviana* All.	잎, 줄기				천연 식물

과(科)	식물	부위	HIV-RT	HIV-PR	HIV-IN	Anti-HIV
Asteraceae	Anvillea garcinii (Burm. f.) DC.	지상부				Germacranolides
Asteraceae	Arctium lappa L.	지상부		천연 식물	천연 식물	천연 식물
Asteraceae	Artemisia absinthium L.	잎				천연 식물
Asteraceae	Artemisia annua L.	지상부				천연 식물
Asteraceae	Artemisia capillaris Thunb.	지상부, 씨앗		천연 식물		천연 식물
Asteraceae	Artemisia princeps Pamp.	잎		천연 식물		
Asteraceae	Artemisia verlotorum Lamotte					천연 식물
Asteraceae	Aspilia pluriseta Schweinf. ex Schweinf.					천연 식물
Asteraceae	Aster tataricus L. f.	뿌리		천연 식물		
Asteraceae	Atractylodes japonica Koidz.	뿌리		천연 식물		천연 식물
Asteraceae	Atractylodes lancea (Thunb.) DC.	뿌리줄기		천연 식물		천연 식물
Asteraceae	Atractylodes ovate (Thunb.) DC.	뿌리줄기		천연 식물		
Asteraceae	Baccharis genistelloides (Lam.) Pers.	잎, 줄기				천연 식물
Asteraceae	Baccharis latifolia (Ruiz & Pav.) Pers.	잎, 줄기				천연 식물
Asteraceae	Baccharis trimera (Less.) DC.	잎, 줄기				천연 식물
Asteraceae	Baccharis trinervis Pers.	지상부				천연 식물
Asteraceae	Bidens pilosa L.	지상부				천연 식물

과(科)	식물	부위	HIV-RT	HIV-PR	HIV-IN	Anti-HIV
Asteraceae	Blumea balsamifera (L.) DC.				천연 식물	천연 식물
Asteraceae	Breea segeta (Bunge) Kitam.	지상부				천연 식물
Asteraceae	Calea jamaicensis (L.) L.	뿌리				천연 식물
Asteraceae	Calendula officinalis L.	잎	천연 식물			천연 식물
Asteraceae	Carlina acaulis L.	잎	천연 식물			
Asteraceae	Carpesium abrotanoides L.			천연 식물		
Asteraceae	Carthamus tinctorius L.	꽃				천연 식물
Asteraceae	Centratherum punctatum Cass.	잎	천연 식물			
Asteraceae	Chrysanthemum indicum L.	두상화		천연 식물	천연 식물	
Asteraceae	Chrysanthemum morifolium Ramat.	두상화	Flavoniods	천연 식물	천연 식물 Flavonoid	천연 식물
Asteraceae	Cirsium japonicum DC.			천연 식물		
Asteraceae	Eclipta prostrate (L.) L.	전초		Lactone	천연 식물 Lactone	
Asteraceae	Elephantopus scaber L.	잎		천연 식물		
Asteraceae	Eupatorium lindleyanum DC.	지상부		천연 식물		
Asteraceae	Francoeuria crispa (Forssk.) Cass.					천연 식물
Asteraceae	Franseria artemisioides Willd.	잎, 줄기				천연 식물

과(科)	식물	부위	HIV-RT	HIV-PR	HIV-IN	Anti-HIV
Asteraceae	Gamochaeta simplicicaulis (Willd. ex Spreng.) Cabrera		천연 식물			천연 식물
Asteraceae	Geigeria alata (DC.) Oliv. & Hiern					천연 식물
Asteraceae	Gnaphalium sylvaticum L.	잎	천연 식물			
Asteraceae	Gynura pseudochina (L.) DC.	잎	천연 식물			
Asteraceae	Helianthus tuberosus L.	전초		천연 식물		
Asteraceae	Helichrysum acutatum DC.	지상부				천연 식물
Asteraceae	Helichrysum allioides Less.	지상부				천연 식물
Asteraceae	Helichrysum anomalum Less.	지상부				천연 식물
Asteraceae	Helichrysum appendiculatum (L. f.) Less.	지상부				천연 식물
Asteraceae	Helichrysum auronitens Sch. Bip.	지상부				천연 식물
Asteraceae	Helichrysum cephaloideum DC.	지상부				천연 식물
Asteraceae	Helichrysum chionosphaerum DC.	지상부				천연 식물
Asteraceae	Helichrysum confertum N.E. Br.	지상부				천연 식물
Asteraceae	Helichrysum cymosum (L.) D. Don ex G. Don	지상부				천연 식물
Asteraceae	Helichrysum difficile Hilliard	지상부				천연 식물
Asteraceae	Helichrysum drakensbergense Killick	지상부				천연 식물
Asteraceae	Helichrysum herbaceum (Andrews) Sweet	지상부				천연 식물

과(科)	식물	부위	HIV-RT	HIV-PR	HIV-IN	Anti-HIV
Asteraceae	*Helichrysum melanacme* DC.	지상부				천연 식물
Asteraceae	*Helichrysum miconiifolium* DC.	지상부				천연 식물
Asteraceae	*Helichrysum natalitium* DC.	지상부				천연 식물
Asteraceae	*Helichrysum nudifolium* (L.) Less.	지상부				천연 식물
Asteraceae	*Helichrysum odoratissimum* (L.) Sweet	지상부				천연 식물
Asteraceae	*Helichrysum oreophilum* Dinter	지상부				천연 식물
Asteraceae	*Helichrysum oxyphyllum* DC.	지상부				천연 식물
Asteraceae	*Helichrysum pallidum* DC.	지상부				천연 식물
Asteraceae	*Helichrysum panduratum* O. Hoffm.	지상부				천연 식물
Asteraceae	*Helichrysum pannosum* DC.	지상부				천연 식물
Asteraceae	*Helichrysum pilosellum* (L. f.) Less.	지상부				천연 식물
Asteraceae	*Helichrysum populifolium* DC.	지상부				천연 식물
Asteraceae	*Helichrysum rugulosum* Less.	지상부				천연 식물
Asteraceae	*Helichrysum splendidum* (Thunb.) Less.	지상부				천연 식물
Asteraceae	*Helichrysum subluteum* Burtt Davy	지상부				천연 식물
Asteraceae	*Helichrysum sutherlandii* Harv.	지상부				천연 식물
Asteraceae	*Helichrysum umbraculigerum* Less.	지상부				천연 식물

과(科)	식물	부위	HIV-RT	HIV-PR	HIV-IN	Anti-HIV
Asteraceae	*Helichrysum vernum* Hilliard	지상부				천연 식물
Asteraceae	*Hieracium pilosella* L.	전초				천연 식물
Asteraceae	*Hieracium umbellatum* L.	전초		천연 식물		
Asteraceae	*Inula britannica* L.	꽃				천연 식물
Asteraceae	*Inula helenium* L.	뿌리				천연 식물
Asteraceae	*Ixeris tamagawaensis* (Makino) Kitam.	지상부				천연 식물
Asteraceae	*Lactuca raddeana* Maxim.	전초		천연 식물		
Asteraceae	*Miyamayomena koraiensis* (Nakai) Kitam.	뿌리		천연 식물		
Asteraceae	*Mutisia acuminata* Ruiz & Pav.	잎				천연 식물
Asteraceae	*Perezia multiflora* (Bonpl.) Less.	잎				천연 식물
Asteraceae	*Pilosella officinarum* F.W. Schultz & Sch. Bip.	전초				천연 식물
Asteraceae	*Psiadia dentata* (Cass.) DC.					Coumarin
Asteraceae	*Santolina oblongifolia* Boiss.	전초				천연 식물
Asteraceae	*Saussurea seoulensis* Nakai	전초		천연 식물		
Asteraceae	*Schkuhria pinnata* (Lam.) Kuntze ex Thell.	잎				천연 식물
Asteraceae	*Senecio comosus* Sch. Bip.	잎				천연 식물
Asteraceae	*Senecio mathewsii* Wedd.	잎				천연 식물

과(科)	식물	부위	HIV-RT	HIV-PR	HIV-IN	Anti-HIV
Asteraceae	Senecio rhizomatus Rusby	잎				천연 식물
Asteraceae	Senecio scandens Buch.-Ham. ex D. Don	전초		천연 식물	천연 식물	천연 식물
Asteraceae	Serratula coronate L.	지상부		천연 식물		
Asteraceae	Sigesbeckia glabrescens (Makino) Makino	전초				천연 식물
Asteraceae	Sonchus oleraceus L.	잎				천연 식물
Asteraceae	Symphyotrichum undulatum (L.) G.L.Nesom	지상부			Quinic acid	
Asteraceae	Tagetes riojana M. Ferraro	잎				천연 식물
Asteraceae	Tanacetum microphyllum DC.	전초				천연 식물
Asteraceae	Taraxacum mongolicum Hand.-Mazz.	전초		천연 식물		
Asteraceae	Xanthium spinosum L.	꽃				천연 식물
Berberidaceae	Berberis holstii Engl.	뿌리, 잎				천연 식물
Berberidaceae	Epimedium grandiflorum C. Morren	지상부				천연 식물
Berberidaceae	Epimedium sagittatum (Siebold & Zucc.) Maxim.	잎		천연 식물		
Berberidaceae	Nandina domestica Thunb.	잎		천연 식물		
Betulaceae	Alnus firma Siebold & Zucc.	잎	Triterpenoids			
Betulaceae	Alnus incana (L.) Moench	잎	천연 식물			
Bignoniaceae	Kigelia Africana (Lam.) Benth.	열매	천연 식물			

과(科)	식물	부위	HIV-RT	HIV-PR	HIV-IN	Anti-HIV
Bignoniaceae	Spathodea campanulata P. Beauv.	줄기 수피				천연 식물
Bignoniaceae	Tecomella undulata (Sm.) Seem.	지상부				천연 식물
Blechnaceae	Blechnum spicant (L.) Sm.	잎	천연 식물			
Blechnaceae	Brainea insignis (Hook.) J. Sm.	뿌리줄기		천연 식물		
Blechnaceae	Woodwardia orientalis Sw.	뿌리줄기		천연 식물		
Blechnaceae	Woodwardia unigemmata (Makino) Nakai	뿌리줄기		천연 식물	천연 식물	천연 식물
Boraginaceae	Brachybotrys paridiformis Maxim. ex Oliv.	잎		천연 식물	천연 식물	천연 식물
Boraginaceae	Cordia spinescens L.	잎		천연 식물	천연 식물	
Boraginaceae	Lithospermum erythrorhizon Siebold & Zucc.	뿌리		천연 식물	천연 식물	천연 식물
Boraginaceae	Lobostemon trigonus H. Buek		천연 식물			
Brassicaceae	Brassica juncea (L.) Czern.	종자	천연 식물			천연 식물
Brassicaceae	Brassica oleracea L.		천연 식물			
Brassicaceae	Brassica rapa L.		천연 식물			
Brassicaceae	Capsella bursa-pastoris (L.) Medik.	전초				천연 식물
Brassicaceae	Lepidium abrotanifolium Turcz.					천연 식물
Brassicaceae	Raphanus raphanistrum L.	잎				천연 식물 Inhibition

과(科)	식물	부위	HIV-RT	HIV-PR	HIV-IN	Anti-HIV
Cactaceae	Pereskia bleo (Kunth) DC.	전초				천연 식물
Calophyllaceae	Marila pluricostata Standl. & L.O. Williams					Phenylcoumarins
Campanulaceae	Adenophora triphylla (Thunb.) A. DC.	뿌리				천연 식물
Campanulaceae	Platycodon grandiflorus (Jacq.) A. DC.	뿌리		천연 식물		
Cannabinaceae	Cannabis sativa L.	열매		천연 식물		
Cannabinaceae	Humulus lupulus L.					Flavonoid
Cannaceae	Canna indica L.	뿌리[줄기]	천연 식물			
Canellaceae	Warburgia ugandensis Sprague		천연 식물			
Capparaceae	Boscia senegalensis (Pers.) Lam. ex Poir.	잎	천연 식물			
Capparaceae	Capparis decidua (Forssk.) Edgew.	줄기	천연 식물			
Capparaceae	Crateva religiosa G. Forst.	나무껍질		천연 식물		
Caprifoliaceae	Lonicera japonica Thunb.	꽃분	천연 식물	천연 식물	천연 식물	천연 식물
Caprifoliaceae	Patrinia scabiosifolia Link	뿌리		천연 식물		천연 식물
Caprifoliaceae	Patrinia villosa (Thunb.) Dufr.	뿌리		천연 식물		
Caprifoliaceae	Valeriana coarctata Ruiz & Pav.	잎				천연 식물
Caprifoliaceae	Valeriana micropterina Wedd.					천연 식물
Caprifoliaceae	Valeriana thalictroides Graebn.	뿌리				천연 식물

과(科)	식물	부위	HIV-RT	HIV-PR	HIV-IN	Anti-HIV
Caprifoliaceae	Weigela subsessilis L.H. Bailey	줄기		천연 식물		
Caryophyllaceae	Drymaria cordata (L.) Willd. ex Schult.	잎				천연 식물
Caryophyllaceae	Drymaria diandra Blume					Alkaloid
Caryophyllaceae	Silene seoulensis Nakai	지상부		천연 식물		
Celastraceae	Cassine crocea (Thunb.) C.Presl					Glycoside
Celastraceae	Cassine schlechteriana Loes.					천연 식물
Celastraceae	Celastrus hindsii Benth.					triterpene
Celastraceae	Celastrus orbiculatus Thunb.	뿌리		천연 식물		천연 식물
Celastraceae	Euonymus alatus (Thunb.) Siebold	잎		천연 식물		천연 식물
Celastraceae	Gymnosporia buchananii Loes.		천연 식물			
Celastraceae	Gymnosporia senegalensis (Lam.) Loes.		천연 식물			
Celastraceae	Maytenus buchananii (Loes.) R. Wilczek	뿌리, 나무껍질	천연 식물			
Celastraceae	Maytenus macrocarpa (Ruiz & Pav.) Briq.					Triterpenes
Celastraceae	Maytenus senegalensis (Lam.) Exell	줄기	천연 식물	천연 식물		
Celastraceae	Salacia chinensis L.	줄기	천연 식물	천연 식물		

과(科)	식물	부위	HIV-RT	HIV-PR	HIV-IN	Anti-HIV
Celastraceae	*Tripterygium wilfordii* Hook. f.	뿌리	Salaspermic acid			천연 식물, Diterpene, Sesquiterpene pyridine Alkaloids
Chenopodiaceae	*Chenopodium ambrosioides* L.	잎				천연 식물
Chloranthaceae	*Chloranthus japonicas* Siebold	전초	Disesquiterpenoids	천연 식물		천연 식물
Cistaceae	*Tuberaria lignose* Samp.	전초				천연 식물
Cleomaceae	*Cleome viscosa* L.	씨앗	Nevirapine	천연 식물		
Clusiaceae	*Allanblackia stuhlmannii* (Engl.) Engl.					Benzophenone
Clusiaceae	*Calophyllum brasiliense* Cambess.	잎	천연 식물, Dipyranocoumarins, Coumrains			
Clusiaceae	*Calophyllum cerasiferum* Vesque		Coumarins			
Clusiaceae	*Calophyllum cordato-obiongum* Thwaites		Cordatolide			
Clusiaceae	*Calophyllum inophyllum* L.	나무껍질	천연 식물	천연 식물	천연 식물	Dipyranocoumarins Inophyllum
Clusiaceae	*Calophyllum lanigerum* Miq.		Calanolide			Calanolide, Coumarin, Pyranocoumarins

과(科)	식물	부위	HIV-RT	HIV-PR	HIV-IN	Anti-HIV
Clusiaceae	Calophyllum rubiginosum M.R. Hend. & Wyatt-Sm.	줄기 수피				천연 식물
Clusiaceae	Calophyllum teysmannii Miq.					Pyranocoumarins
Clusiaceae	Clusia quadrangular Bartlett		천연 식물			
Clusiaceae	Garcinia buchneri Engl.	줄기 수피		천연 식물		
Clusiaceae	Garcinia gummi-gutta Roxb.	잎	천연 식물	천연 식물	천연 식물	
Clusiaceae	Garcinia hanburyi Hook. f.	뿌리				Xanthone
Clusiaceae	Garcinia indica Choisy	잎	천연 식물	천연 식물	천연 식물	
Clusiaceae	Garcinia kingaensis Engl.	줄기 수피		천연 식물	천연 식물	
Clusiaceae	Garcinia livingstonei T. Anderson	열매		천연 식물		천연 식물
Clusiaceae	Garcinia mangostana L.	열매 나무껍질	천연 식물	천연 식물		
Clusiaceae	Garcinia semseii Verdc.	줄기 수피		천연 식물		천연 식물
Clusiaceae	Garcinia smeathmanii (Planch. & Triana) Oliv.	줄기 수피		천연 식물		
Colchicaceae	Colchicum luteum Baker	알뿌리				천연 식물
Colchicaceae	Anogeissus acuminata (Roxb. ex DC) Guill., Perr. & A Rich.		Lignan			천연 식물
Combretaceae	Combretum adenogonium Steud. ex A. Rich.	뿌리, 잎, 줄기 수피		천연 식물		
Combretaceae	Combretum hartmannianum C. Schweinf.	줄기	천연 식물			

과(科)	식물	부위	HIV-RT	HIV-PR	HIV-IN	Anti-HIV
Combretaceae	Combretum molle R. Br. ex G. Don	뿌리	천연 식물			천연 식물
Combretaceae	Combretum paniculatum Vent.	잎				천연 식물
Combretaceae	Terminalia arjuna (Roxb. ex DC.) Wight & Arn.	줄기 수피		천연 식물		천연 식물
Combretaceae	Terminalia bellirica (Gaertn.) Roxb.	열매	천연 식물	천연 식물		천연 식물
Combretaceae	Terminalia chebula Retz.	열매	천연 식물	천연 식물	Galloyl glycosides	천연 식물
Combretaceae	Terminalia sericea Burch. ex DC.	지상부	천연 식물			천연 식물
Convolvulaceae	Argyreia nervosa (Burm. f.) Bojer	지상부	천연 식물			
Convolvulaceae	Calystegia soldanella (L.) R. Br.	잎, 줄기		천연 식물		
Convolvulaceae	Cuscuta chinensis Lam.	열매, 줄기		천연 식물		
Convolvulaceae	Cuscuta japonica Choisy	종자		천연 식물		천연 식물
Convolvulaceae	Ipomoea aquatic Forssk.	전초	천연 식물			
Convolvulaceae	Ipomoea cairica (L.) Sweet	전초	천연 식물			Lignans
Convolvulaceae	Ipomoea carnea Jacq.	지상부	천연 식물			
Convolvulaceae	Merremia peltata (L.) Merr.	지상부		천연 식물		천연 식물
Cornaceae	Cornus walteri Wangerin	지상부		천연 식물		
Cornaceae	Camptotheca acuminata Decne		Rubitecan			
Crassulaceae	Orostachys japonica A. Berger	지상부		천연 식물		

과(科)	식물	부위	HIV-RT	HIV-PR	HIV-IN	Anti-HIV
Crassulaceae	*Sedum album* L.	전초				천연 식물
Crassulaceae	*Sedum maximum* Hoffm.	잎	천연 식물			
Crassulaceae	*Sedum polytrichoides* Hemsl.	전초		천연 식물		
Crassulaceae	*Sedum roseum* Scop.			천연 식물		
Cucurbitaceae	*Citrullus colocynthis* (L.) Schrad.	열매 껍질	천연 식물			
Cucurbitaceae	*Gynostemma pentaphyllum* (Thunb.) Makino					천연 식물
Cucurbitaceae	*Hemsleya endecaphylla* C.Y. Wu	괴경				천연 식물
Cucurbitaceae	*Momordica balsamina* L.	잎				천연 식물
Cucurbitaceae	*Momordica charantia* L.	씨앗, 열매				천연 식물
Cucurbitaceae	*Momordica cochinchinensis* (Lour.) Spreng.	종자		천연 식물		천연 식물
Cucurbitaceae	*Trichosanthes kirilowii* Maxim.	종자				천연 식물
Cupressaceae	*Cupressus sempervirens* L.					천연 식물
Cupressaceae	*Platycladus orientalis* (L.) Franco					천연 식물
Cupressaceae	*Thuja occidentalis* L.					천연 식물
Cyperaceae	*Bolboschoenus maritimus* (L.) Palla					천연 식물
Cyperaceae	*Cyperus rotundus* L.	뿌리줄기		천연 식물		
Davalliaceae	*Davallia mariesii* T. Moore ex Baker	뿌리				천연 식물

과(科)	식물	부위	HIV-RT	HIV-PR	HIV-IN	Anti-HIV
Dioscoreaceae	Dioscorea bulbifera L.				Flavonoid	
Dioscoreaceae	Dioscorea hispida Dennst.	뿌리줄기		천연 식물		
Dioscoreaceae	Dioscorea polystachya Turcz.					천연 식물
Dioscoreaceae	Dioscorea tokoro Makino	뿌리				천연 식물
Dipterocarpaceae	Monotes africana A. DC.					천연 식물
Dryopteridaceae	Cyrtomium fortune J. Sm.	뿌리줄기		천연 식물		
Dryopteridaceae	Dryopteris crassirhizoma Nakai	뿌리줄기	Flavonoid	Triterpenes		
Ebenaceae	Euclea natalensis A. DC.	줄기	Naphthoquinone			
Ebenaceae	Diospyros mollis Griff.	줄기	천연 식물			
Elaeocarpaceae	Elaeocarpus grandiflorus Sm.	열매		천연 식물		
Ephedraceae	Ephedra americana Humb. & Bonpl. ex Willd.	줄기				천연 식물
Ephedraceae	Ephedra sinica Stapf	줄기	천연 식물	천연 식물		천연 식물
Equisetaceae	Equisetum arvense L.	줄기				천연 식물
Equisetaceae	Equisetum giganteum L.	줄기				천연 식물
Equisetaceae	Equisetum hyemale L.	지상부				천연 식물
Erythroxylaceae	Erythroxylum citrifolium A. St.-Hil.	뿌리줄기		천연 식물		천연 식물
Eucommiaceae	Eucommia ulmoides Oliv.	줄기 수피				천연 식물

과(科)	식물	부위	HIV-RT	HIV-PR	HIV-IN	Anti-HIV
Euphorbiaceae	*Acalypha macrostachya* Jacq.	잎				천연 식물
Euphorbiaceae	*Alchornea cordifolia* (Schumach. & Thonn.) Müll. Arg.	잎				천연 식물
Euphorbiaceae	*Baliospermum solanifolium* (Geiseler) Suresh			천연 식물		
Euphorbiaceae	*Chamaesyce hyssopifolia* (L.) Small	전초	천연 식물	천연 식물		
Euphorbiaceae	*Croton billbergianus* Müll. Arg.	뿌리				천연 식물
Euphorbiaceae	*Croton gratissimus* Burch.		천연 식물			
Euphorbiaceae	*Croton tiglium* L.	씨앗				천연 식물
Euphorbiaceae	*Croton zambesicus* Müll. Arg.	씨앗	천연 식물	천연 식물		
Euphorbiaceae	*Euphorbia erythradenia* Boiss.	지상부				Triterpene
Euphorbiaceae	*Euphorbia granulate* Forssk.	잎		천연 식물		
Euphorbiaceae	*Euphorbia hirta* L.	전초	천연 식물			
Euphorbiaceae	*Euphorbia hyssopifolia* L.	전초	천연 식물	천연 식물		
Euphorbiaceae	*Euphorbia kansui* T.N. Liou ex S.B. Ho					천연 식물
Euphorbiaceae	*Euphorbia neriifolia* L.	줄기 수피				Diterpenoids
Euphorbiaceae	*Euphorbia polyacantha* Boiss.		천연 식물			
Euphorbiaceae	*Euphorbia prostrate* Aiton			천연 식물		

과(科)	식물	부위	HIV-RT	HIV-PR	HIV-IN	Anti-HIV
Euphorbiaceae	Euphorbia thi Schweinf.	지상부	천연 식물			
Euphorbiaceae	Homalanthus nutans (G. Forst.) Guill.					Prostratin
Euphorbiaceae	Jatropha curcas L.	잎	천연 식물	천연 식물		천연 식물
Euphorbiaceae	Mallotus japonicus (L.f.) Müll.Arg.		Tannins			
Euphorbiaceae	Mallotus philippensis (Lam.) Müll. Arg.	꽃	천연 식물			천연 식물, Triterpene
Euphorbiaceae	Maprounea africana Müll. Arg.	잎	Xanthone, Triterpene			
Euphorbiaceae	Neoshirakia japonica (Siebold & Zucc.) Esser	잎		천연 식물		
Euphorbiaceae	Ricinus communis L.	잎	Lectins	천연 식물		천연 식물
Euphorbiaceae	Sapium indicum Willd.	열매	천연 식물			
Euphorbiaceae	Shirakiopsis indica (Willd.) Esser		천연 식물			
Euphorbiaceae	Trigonostemon thyrsoideus Stapf	줄기				Diterpenoid
Fabaceae	Abrus precatorius L.	씨앗		Saponins		천연 식물
Fabaceae	Acacia catechu (L. f.) Willd.	수지	천연 식물			천연 식물
Fabaceae	Acacia mellifera (Vahl) Benth.	줄기 수피	천연 식물			
Fabaceae	Acacia nilotica (L.) Willd. ex Delile	나무껍질		천연 식물		
Fabaceae	Albizia gummifera (J.F. Gmel.) C.A. Sm.	줄기 수피	천연 식물			
Fabaceae	Albizia procera (Roxb.) Benth.				천연 식물	천연 식물

과(科)	식물	부위	HIV-RT	HIV-PR	HIV-IN	Anti-HIV
Fabaceae	*Astragalus propinquus* Schischk.	지상부		천연 식물		천연 식물
Fabaceae	*Astragalus spinosus* Muschl.	지상부				Triterpene
Fabaceae	*Bauhinia strychnifolia* Craib				천연 식물	
Fabaceae	*Bauhinia variegata* L.		천연 식물			
Fabaceae	*Butea monosperma* (Lam.) Taub.	뿌리				천연 식물
Fabaceae	*Caesalpinia bonduc* (L.) Roxb.	씨앗		천연 식물		
Fabaceae	*Caesalpinia sappan* L.	줄기	천연 식물		천연 식물	천연 식물
Fabaceae	*Canavalia gladiate* (Jacq.) DC.		천연 식물			천연 식물
Fabaceae	*Cassia fistula* L.	나무껍질		천연 식물		
Fabaceae	*Castanospermum austral* A. Cunn. & C. Fraser					Alkaloid
Fabaceae	*Cullen corylifolium* (L.) Medik.					천연 식물
Fabaceae	*Detarium microcarpum* Guill. & Perr.					Flavonoids
Fabaceae	*Elephantorrhiza elephantine* (Burch.) Skeels	일뿌리				천연 식물
Fabaceae	*Erythrina abyssinica* Lam.	나무껍질	천연 식물			Alkaloids
Fabaceae	*Erythrina senegalensis* DC.				Flavonoids	
Fabaceae	*Euchresta formosana* (Hayata) Ohwi					천연 식물
Fabaceae	*Gleditsia japonica* Miq.	열매				Saponin

과(科)	식물	부위	HIV-RT	HIV-PR	HIV-IN	Anti-HIV
Fabaceae	Glycine max (L.) Merr.		천연 식물			
Fabaceae	Glycyrrhiza glabra L.			천연 식물		천연 식물
Fabaceae	Glycyrrhiza uralensis Fisch. ex DC.					천연 식물
Fabaceae	Gymnocladus chinensis Baill.	열매				Saponin
Fabaceae	Hylodendron gabunense Taub.					천연 식물
Fabaceae	Lespedeza juncea (L. f.) Pers.	전초		천연 식물		
Fabaceae	Lespedeza tomentosa (Thunb.) Siebold ex Maxim.	잎		천연 식물		
Fabaceae	Melilotus suaveolens Ledeb.	전초		천연 식물		
Fabaceae	Millettia erythrocalyx Gagnep.	잎				Flavonoid
Fabaceae	Peltophorum africanum Sond.	줄기 수피	천연 식물		천연 식물	Betulinic acid
Fabaceae	Phaseolus vulgaris L.	씨앗	Lectin			
Fabaceae	Pongamia pinnata (L.) Pierre	나무껍질	Flavonoids	천연 식물		
Fabaceae	Prosopis glandulosa Torr.	잎				Oleanolic acid
Fabaceae	Psoralea glandulosa L.	잎				천연 식물
Fabaceae	Pterocarpus marsupium Roxb.		천연 식물			
Fabaceae	Pueraria montana (Lour.) Merr.			천연 식물		천연 식물
Fabaceae	Saraca indica L.	나무껍질		천연 식물		천연 식물

과(科)	식물	부위	HIV-RT	HIV-PR	HIV-IN	Anti-HIV
Fabaceae	Securigera securidaca (L.) Degen & Dorfl.		Kaempferol			
Fabaceae	Senna alata Roxb.	지상부	천연 식물			
Fabaceae	Senna garrettiana (Craib) H.S.Irwin & Barneby				천연 식물	
Fabaceae	Senna obtusifolia (L.) H.S. Irwin & Barneby	지상부		천연 식물		천연 식물
Fabaceae	Senna occidentalis (L.) Link	잎				천연 식물
Fabaceae	Sophora flavescens Aiton	뿌리	천연 식물	천연 식물	천연 식물	천연 식물
Fabaceae	Sophora japonica L.	꽃		천연 식물	천연 식물	천연 식물
Fabaceae	Sophora tonkinensis Gagnep.	뿌리		천연 식물		
Fabaceae	Spatholobus suberectus Dunn	뿌리줄기		천연 식물	천연 식물	
Fabaceae	Styphnolobium japonicum (L.) Schott	꽃눈		천연 식물		천연 식물
Fabaceae	Sutherlandia frutescens (L.) R. Br.		천연 식물			
Fabaceae	Tephrosia purpurea (L.) Pers.	뿌리		천연 식물		
Fabaceae	Vigna unguiculata (L.) Walp.	씨앗		천연 식물		
Fagaceae	Quercus infectoria Olivier	열매	천연 식물			
Fagaceae	Quercus robur L.		천연 식물			
Flacourtiaceae	Hydnocarpus anthelminthicus Pierre ex Laness.	종자				천연 식물

과(科)	식물	부위	HIV-RT	HIV-PR	HIV-IN	Anti-HIV
Gentianaceae	*Gentiana asclepiadea* L.	잎	천연 식물			
Gentianaceae	*Gentiana macrophylla* Pall.	뿌리		천연 식물		
Gentianaceae	*Gentiana scabra* Bunge	뿌리		천연 식물		
Gentianaceae	*Swertia bimaculata (Siebold & Zucc) Hook f. & Thomson ex C. B. Clarke*					Sesterterpenoid
Gentianaceae	*Swertia franchetiana* Harry Sm.	뿌리	Xanthone			Xanthone
Gentianaceae	*Swertia punicea* Hemsl.					Xanthone
Gentianaceae	*Tripterospermum lanceolatum (Hayata) H. Hara ex Satake*		천연 식물			
Gesneriaceae	*Drymonia serrulata* (Jacq.) Mart.	잎				천연 식물
Ginkgoaceae	*Ginkgo biloba* L.	종자	천연 식물	천연 식물 Ginkgolic acid		천연 식물
Gunneraceae	*Gunnera magellanica* Lam.	줄기		천연 식물		천연 식물
Hydrangeaceae	*Philadelphus schrenkii* Rupr	줄기		천연 식물		
Hydrocharitaceae	*Thalassia testudunum* Banks & Sol. ex K.D. Koenig					천연 식물
Hypericaceae	*Cratoxylum arborescens* Blume	잎				Xanthones
Hypericaceae	*Hypericum capitatum* Choisy					천연 식물
Hypericaceae	*Hypericum hircinum* L.		천연 식물			

과(科)	식물	부위	HIV-RT	HIV-PR	HIV-IN	Anti-HIV
Hypericaceae	Hypericum perforatum L.					천연 식물
Hypericaceae	Vismia baccifera (L.) Triana & Planch.		천연 식물			
Hypericaceae	Vismia cayennensis (Jacq.) Pers.	잎				천연 식물
Hypoxidaceae	Hypoxis hemerocallidea Fisch., C.A. Mey. & Avé-Lall.					천연 식물
Hypoxidaceae	Hypoxis sobolifera Jacq.	구경	천연 식물	천연 식물		
Iridaceae	Aristea ecklonii Baker					
Iridaceae	Eleutherine bulbosa (Mill.) Urb.	알뿌리				Naphthoquinone
Iridaceae	Iris domestica (L.) Goldblatt & Mabb.			천연 식물		
Juglandaceae	Juglans mandshurica Maxim.	나무껍질		천연 식물		Glycosides
Lamiaceae	Aegiphila anomala Pittier	잎	천연 식물			
Lamiaceae	Agastache rugosa (Fisch. & C.A. Mey.) Kuntze	전초		천연 식물	천연 식물	천연 식물
Lamiaceae	Ajuga decumbens Thunb.	전초	천연 식물			
Lamiaceae	Anisomeles indica (L.) Kuntze					Diterpenoid
Lamiaceae	Clinopodium bolivianum (Benth.) Kuntze	잎				천연 식물
Lamiaceae	Clinopodium chinense (Benth.) Kuntze	전초		천연 식물		천연 식물
Lamiaceae	Coleus forskohlii (Willd.) Briq.	지상부				천연 식물
Lamiaceae	Cornutia grandifolia (Schltdl. & Cham.) Schauer	몽롱				천연 식물

과(科)	식물	부위	HIV-RT	HIV-PR	HIV-IN	Anti-HIV
Lamiaceae	Cornutia pyramidata L.					천연 식물
Lamiaceae	Hyptis capitata Jacq.	전초				Oleanolic acid
Lamiaceae	Hyptis lantanifolia Poit.	지상부	천연 식물	천연 식물		
Lamiaceae	Hyssopus officinalis L.	잎	천연 식물			
Lamiaceae	Isodon excisus (Maxim.) Kudô	전초		천연 식물		
Lamiaceae	Isodon inflexus (Thunb.) Kudô			천연 식물		
Lamiaceae	Leonotis leonurus (L.) R. Br.	잎	천연 식물	천연 식물		
Lamiaceae	Leonurus japonicus Houtt.	종자				천연 식물
Lamiaceae	Leonurus sibiricus L.	지상부		천연 식물		
Lamiaceae	Lycopus lucidus Turcz. ex Benth.	전초		천연 식물		
Lamiaceae	Marrubium vulgare L.	잎				천연 식물
Lamiaceae	Meehania urticifolia (Miq.) Makino	전초		천연 식물		
Lamiaceae	Melissa officinalis L.	전초				천연 식물
Lamiaceae	Mentha arvensis L.	잎				천연 식물
Lamiaceae	Mentha canadensis L.	전초		천연 식물		
Lamiaceae	Mentha longifolia (L.) Huds.					천연 식물
Lamiaceae	Minthostachys mollis Griseb.	잎				천연 식물

과(科)	식물	부위	HIV-RT	HIV-PR	HIV-IN	Anti-HIV
Lamiaceae	Mosla scabra (Thunb.) C.Y. Wu & H.W. Li	전초		천연 식물		
Lamiaceae	Ocimum basilicum L.	잎	천연 식물			천연 식물
Lamiaceae	Ocimum kilimandscharicum Baker ex Gürke		천연 식물			
Lamiaceae	Ocimum labiatum (N.E. Br.) A.J. Paton					Triterpenoid
Lamiaceae	Ocimum tenuiflorum L.	잎	천연 식물			
Lamiaceae	Perilla frutescens (L.) Britton	잎		천연 식물		천연 식물
Lamiaceae	Plectranthus amboinicus (Lour.) Spreng.	잎	천연 식물	천연 식물		
Lamiaceae	Plectranthus barbatus Andrews					천연 식물
Lamiaceae	Pogostemon heyneanus Benth.	잎		천연 식물		
Lamiaceae	Prunella vulgaris L.	전초		천연 식물	천연 식물	천연 식물
Lamiaceae	Rosmarinus officinalis L.			천연 식물		천연 식물
Lamiaceae	Salvia haenkei Benth.				천연 식물	천연 식물
Lamiaceae	Salvia miltiorrhiza Bunge	뿌리	천연 식물	천연 식물 Protease	천연 식물	
Lamiaceae	Salvia officinalis L.	잎	천연 식물		Coumarin	천연 식물
Lamiaceae	Salvia punctate Ruiz & Pav.					천연 식물
Lamiaceae	Salvia revolute Ruiz & Pav.					천연 식물
Lamiaceae	Salvia yunmanensis C.H. Wright	뿌리				Polyphenol

과(科)	식물	부위	HIV-RT	HIV-PR	HIV-IN	Anti-HIV
Lamiaceae	*Satureja cuneifolia* Ten.	전초				천연 식물
Lamiaceae	*Satureja obovate* Lag.	전초				천연 식물
Lamiaceae	*Scutellaria baicalensis* Georgi	뿌리		천연 식물		Flavonoid
Lamiaceae	*Teucrium buxifolium* Schreb.	전초				천연 식물
Lamiaceae	*Vitex glabrata* R. Br.	가지	천연 식물			
Lamiaceae	*Vitex negundo* L.	지상부	천연 식물			
Lamiaceae	*Vitex trifolia* L.	지상부	천연 식물			천연 식물
Lardizabalaceae	*Akebia quinata* (Houtt.) Decne.	목질				천연 식물
Lardizabalaceae	*Stauntonia obovatifoliola* Hayata			Triterpenoid		
Lauraceae	*Cinnamomum loureiroi* Nees	줄기 수피	천연 식물			천연 식물
Lauraceae	*Cinnamomum verum* J. Presl	잎		천연 식물		천연 식물
Lauraceae	*Lindera aggregate* (Sims) Kosterm.	줄기		천연 식물	천연 식물	천연 식물
Lauraceae	*Lindera chunii* Merr.				Sesquiterpenoid	
Lauraceae	*Lindera erythrocarpa* Makino	잎		천연 식물		천연 식물
Lauraceae	*Lindera obtusiloba* Blume	잎, 줄기		천연 식물		천연 식물
Lauraceae	*Litsea glutinosa* (Lour.) C.B. Rob.	나무껍질		천연 식물		천연 식물
Lauraceae	*Litsea verticillata* Hance	잎	천연 식물			천연 식물

과(科)	식물	부위	HIV-RT	HIV-PR	HIV-IN	Anti-HIV
Liliaceae	Amana edulis (Miq.) Honda		천연 식물	천연 식물		천연 식물
Liliaceae	Fritillaria cirrhosa D. Don	뿌리줄기		천연 식물	천연 식물	
Liliaceae	Fritillaria thunbergii Miq.	뿌리줄기		천연 식물		
Loasaceae	Caiophora pentlandii (Paxton ex Graham) G. Don ex Loudon	잎				천연 식물
Loganiaceae	Strychnos ignatii P.J. Bergius	종자				천연 식물
Loganiaceae	Strychnos nuxvomica L.	씨앗	천연 식물			
Loganiaceae	Strychnos potatorum L. f.	씨앗		천연 식물		
Loranthaceae	Scurrula parasitica L.	지상부		천연 식물		
Lycopodiaceae	Lycopodium japonicum Thunb.					Alkaloids
Lythraceae	Lawsonia inermis L.	지상부	천연 식물			
Lythraceae	Lythrum salicaria L.	잎	천연 식물			
Lythraceae	Punica granatum L.	열매 나무껍질	천연 식물	천연 식물		
Lythraceae	Woodfordia fruticosa (L.) Kurz	꽃		천연 식물		
Magnoliaceae	Magnolia biondii Pamp.	꽃눈		천연 식물		
Magnoliaceae	Magnolia denudate Desr.	꽃		천연 식물		
Magnoliaceae	Magnolia obovate Thunb.	나무껍질		천연 식물		
Magnoliaceae	Magnolia officinalis Rehder & E.H. Wilson	나무껍질		천연 식물		

과(科)	식물	부위	HIV-RT	HIV-PR	HIV-IN	Anti-HIV
Malpighiaceae	Tetrapterys goudotiana Triana & Planch.		천연 식물	천연 식물		
Malvaceae	Adansonia digitata L.	잎	천연 식물	천연 식물		
Malvaceae	Corchoropsis tomentosa (Thunb.) Makino	지상부		천연 식물		
Malvaceae	Grewia mollis Juss.	뿌리	천연 식물			
Malvaceae	Hibiscus sabdariffa L.	꽃	천연 식물			
Malvaceae	Pavonia schiedeana Steud.	지상부	천연 식물			
Malvaceae	Sida cordata (Burm. f.) Borss. Waalk.	뿌리		천연 식물		Polyphenols
Malvaceae	Sida mysorensis Wight & Arn.	씨앗		천연 식물		Polyphenols
Malvaceae	Sida rhombifolia L.	잎				천연 식물, Polyphenols
Malvaceae	Thespesia populnea (L.) Sol. ex Corrêa					천연 식물
Malvaceae	Tilia amurensis Rupr.	잎, 줄기		천연 식물		
Malvaceae	Waltheria indica	가지		천연 식물		
Meliaceae	Aglaia lawii (Wight) C.J. Saldanha	잎			천연 식물	
Meliaceae	Azadirachta indica A. Juss.	잎	천연 식물	천연 식물		
Meliaceae	Khaya senegalensis (Desr.) A. Juss.			천연 식물		
Meliaceae	Melia azedarach L.	열매	천연 식물			천연 식물
Meliaceae	Swietenia macrophylla King					천연 식물

과(科)	식물	부위	HIV-RT	HIV-PR	HIV-IN	Anti-HIV
Meliaceae	Swietenia mahagoni (L.) Jacq.	나무껍질		천연 식물		
Meliaceae	Trichilia emetic Vahl			천연 식물		
Melianthaceae	Bersama abyssinica Fresen.	뿌리			천연 식물	
Menispermaceae	Coscinium fenestratum Colebr.	줄기	천연 식물	천연 식물	천연 식물	
Menispermaceae	Pericampylus glaucus (Lam.) Merr.	지상부				Alkaloids
Menispermaceae	Sinomenium acutum (Thunb.) Rehder & E.H. Wilson	뿌리		천연 식물		
Menispermaceae	Stephania cephalantha Hayata	뿌리				천연 식물
Menispermaceae	Tinospora crispa (L.) Hook. f. & Thomson	덩굴	천연 식물		천연 식물	
Menispermaceae	Tinospora sinensis (Lour.) Merr.	줄기 수피	천연 식물			천연 식물
Menyanthaceae	Nymphoides peltata (S.G. Gmel.) Kuntze	전초				천연 식물
Monimiaceae	Boldea fragrans Endl.					천연 식물
Moraceae	Artocarpus heterophyllus Lam.	씨앗	천연 식물			
Moraceae	Ficus carica L.	잎				천연 식물
Moraceae	Ficus edelfeltii King	나무껍질		천연 식물		
Moraceae	Ficus racemosa L.	나무껍질			천연 식물	
Moraceae	Ficus religiosa L.	나무껍질		천연 식물		
Moraceae	Maclura cochinchinensis (Lour.) Corner	줄기	천연 식물			

과(科)	식물	부위	HIV-RT	HIV-PR	HIV-IN	Anti-HIV
Moraceae	*Maclura tinctoria* (L.) D. Don ex Steud.					Xanthones
Moraceae	*Morus alba* L.	줄기 수피				천연 식물
Moringaceae	*Moringa oleifera* Lam.	씨앗	천연 식물			
Musaceae	*Musa acuminata* Colla	열매				Lectin
Myricaceae	*Morella salicifolia* (Hochst. ex A. Rich.) Verdc. & Polhill	뿌리 껍질	천연 식물			
Myricaceae	*Myrica salicifolia* Hochst. ex A. Rich.	뿌리 껍질	천연 식물			
Myristicaceae	*Myristica fragrans* Houtt.	줄기	천연 식물	천연 식물		
Myrothamnaceae	*Myrothamnus flabellifolius* Welw.	잎	Polyphenol			
Myrtaceae	*Corymbia citriodora* (Hook.) K.D. Hill & L.A.S. Johnson					천연 식물
Myrtaceae	*Eucalyptus citriodora* Hook.	잎				천연 식물
Myrtaceae	*Eugenia hiemalis* Cambess.					Glycosides
Myrtaceae	*Psidium guajava* L.					Saponin
Myrtaceae	*Syzygium aromaticum* (L.) Merr. & L.M. Perry					천연 식물

과(科)	식물	부위	HIV-RT	HIV-PR	HIV-IN	Anti-HIV
Myrtaceae	Syzygium claviflorum (Roxb.) Wall. ex A.M. Cowan & Cowan	잎				Oleanolic acid
Myrtaceae	Syzygium cumini (L.) Skeels	나무껍질		천연 식물		천연 식물
Nelumbonaceae	Nelumbo nucifera Gaertn.	잎				천연 식물
Nyctaginaceae	Boerhavia caribaea Jacq.	뿌리				천연 식물
Nyctaginaceae	Boerhavia diffusa L.					천연 식물
Nyctaginaceae	Boerhavia erecta L.				Glycosides	
Ochnaceae	Ochna integerrima (Lour.) Merr.	잎				Flavonoids
Olacaceae	Heisteria spruceana Engl.	나무껍질				천연 식물
Olacaceae	Ximenia americana L.	줄기 수피				천연 식물
Olacaceae	Ximenia caffra Sond.		천연 식물			
Oleaceae	Chionanthus retusus Lindl. & Paxton			천연 식물		
Oleaceae	Ligustrum lucidum W.T. Aiton	열매		천연 식물	천연 식물	
Onagraceae	Epilobium angustifolium L.	잎	천연 식물			
Onagraceae	Oenothera erythrosepala (Borbás) Borbás	잎				Oenothein
Onocleaceae	Matteuccia struthiopteris (L.) Tod.	뿌리줄기		천연 식물		
Orchidaceae	Arundina graminifolia (D. Don) Hochr.	전초				천연 식물
Orchidaceae	Bletilla striata (Thunb.) Rchb. f.	뿌리				천연 식물
Orchidaceae	Dendrobium moniliforme (L.) Sw.	전초				천연 식물

과(科)	식물	부위	HIV-RT	HIV-PR	HIV-IN	Anti-HIV
Orobanchaceae	*Melampyrum roseum* Maxim.	전초		천연 식물		
Orobanchaceae	*Pedicularis resupinata* L.	전초		천연 식물		
Orobanchaceae	*Rehmannia glutinosa* (Gaertn.) Libosch. ex Fisch. & C.A. Mey.	뿌리				천연 식물
Paeoniaceae	*Paeonia lactiflora* Pall.					천연 식물
Paeoniaceae	*Paeonia suffruticosa* Andrews	뿌리		천연 식물	천연 식물	
Papaveraceae	*Argemone mexicana* L.	잎				천연 식물
Papaveraceae	*Papaver somniferum* L.	씨앗				천연 식물
Parmeliaceae	*Usnea florida* (L.) Weber ex F.H. Wigg.	전초				천연 식물
Pentaphylacaceae	*Ternstroemia gymnanthera* (Wight & Am.) Sprague	지상부				Oleanolic acid
Phrymaceae	*Phryma leptostachya* L.	전초		천연 식물		
Phyllanthaceae	*Aporosa cardiosperma* (Gaertn.) Merr.			천연 식물		
Phyllanthaceae	*Bridelia ferruginea* Benth.	줄기 수피	천연 식물			천연 식물
Phyllanthaceae	*Bridelia micrantha* (Hochst.) Baill.	뿌리	천연 식물			
Phyllanthaceae	*Hymenocardia acida* Tul.	잎				천연 식물
Phyllanthaceae	*Phyllanthus amarus* Schumach. & Thonn.	잎	천연 식물			
Phyllanthaceae	*Phyllanthus emblica* L.	열매	천연 식물			천연 식물

과(科)	식물	부위	HIV-RT	HIV-PR	HIV-IN	Anti-HIV
Phyllanthaceae	Phyllanthus myrtifolius Moon ex Hook. f.		Lignans			
Phyllanthaceae	Phyllanthus niruri L.		천연 식물			
Phyllanthaceae	Phyllanthus sellowianus (Klotzsch) Müll. Arg.		천연 식물			천연 식물
Pinaceae	Pinus nigra J.F. Arnold	씨앗				천연 식물
Pinaceae	Pinus parviflora Siebold & Zucc.	구과				천연 식물
Piperaceae	Piper aduncum L.					천연 식물
Piperaceae	Piper elongatum Vahl	잎				천연 식물
Piperaceae	Piper longum L.	열매				천연 식물
Plantaginaceae	Digitalis purpurea L.	잎				천연 식물
Plantaginaceae	Scoparia dulcis L.	잎	천연 식물			
Plumbaginaceae	Plumbago indica L.	뿌리	천연 식물			
Poaceae	Chrysopogon zizanioides (L.) Roberty	뿌리		천연 식물		
Poaceae	Coix lacryma L.	씨앗		천연 식물		
Poaceae	Cortaderia rudiuscula Stapf	잎				천연 식물
Poaceae	Saccharum officinarum L.	줄기	천연 식물			
Poaceae	Sasa borealis (Hack.) Makino & Shibata	전초		천연 식물		
Polemoniaceae	Cantua hibrida Herrera	잎				천연 식물

과(科)	식물	부위	HIV-RT	HIV-PR	HIV-IN	Anti-HIV
Polygalaceae	*Polygala temuifolia* Willd.	뿌리				천연 식물
Polygonaceae	*Muehlenbeckia fruticulosa* (Walp.) Standl.	잎				천연 식물
Polygonaceae	*Persicaria tinctoria* (Aiton) H. Gross	전초		천연 식물		
Polygonaceae	*Polygonum aviculare* L.	지상부				천연 식물
Polygonaceae	*Polygonum senticosum* (Meisn.) Franch. & Sav.	전초		천연 식물		
Polygonaceae	*Reynoutria japonica* Houtt.	뿌리		천연 식물		
Polygonaceae	*Reynoutria multiflora* (Thunb.) Moldenke			천연 식물	천연 식물	
Polygonaceae	*Rheum palmatum* L.	뿌리줄기	Sennoside	천연 식물, Sennoside	Sennoside	
Polygonaceae	*Rheum tanguticum* Maxim. ex Balf.					Glycosides
Polygonaceae	*Rumex crispus* L.	뿌리				천연 식물
Polygonaceae	*Rumex cyprius* Murb.		천연 식물			
Polygonaceae	*Rumex frutescens* Thouars	뿌리				천연 식물
Polygonaceae	*Rumex nepalensis* Spreng.					천연 식물
Polygonaceae	*Rumex peruanus* Rech. f.	잎				천연 식물
Polypodiaceae	*Drynaria roosii* Nakaike	뿌리줄기		천연 식물		
Polypodiaceae	*Pleopeltis pycnocarpa* (C. Chr.) A.R. Sm.					천연 식물

과(科)	식물	부위	HIV-RT	HIV-PR	HIV-IN	Anti-HIV
Polypodiaceae	Polypodium pycnocarpum C. Chr.	뿌리				천연 식물
Polypodiaceae	Pyrrosia lingua (Thunb.) Farw.	지상부				천연 식물
Polypodiaceae	Polytrichum commune Hedw.		천연 식물			
Portulacaceae	Portulaca oleracea L.	지상부		천연 식물		
Primulaceae	Ardisia japonica (Thunb.) Blume	지상부				천연 식물
Primulaceae	Embelia ribes Burm. f.	열매				천연 식물
Proteaceae	Conospermum incurvum Lindl.					천연 식물
Ranunculaceae	Aconitum ferox Wall. ex Ser.	덩이줄기		천연 식물		
Ranunculaceae	Aconitum jaluense Kom.	뿌리				천연 식물
Ranunculaceae	Aconitum uchiyamai Nakai	뿌리		천연 식물		
Ranunculaceae	Actaea heraclefolia (Kom.) J. Compton	뿌리줄기		천연 식물		
Ranunculaceae	Anemone chinensis Bunge	뿌리		천연 식물		
Ranunculaceae	Clematis chinensis Osbeck	뿌리		천연 식물		
Ranunculaceae	Clematis mandschurica Max.			천연 식물		
Ranunculaceae	Coptis chinensis Franch.	뿌리줄기		천연 식물	천연 식물	천연 식물
Ranunculaceae	Nigella sativa L.	씨앗		천연 식물		
Ranunculaceae	Pulsatilla cernua (Thunb.) Bercht. ex J. Presl	뿌리				천연 식물

과(科)	식물	부위	HIV-RT	HIV-PR	HIV-IN	Anti-HIV
Resedaceae	Reseda lutea L.	전초				천연 식물
Resedaceae	Reseda suffruticosa Loefl.	전초				천연 식물
Rhamnaceae	Berchemia berchemifolia (Makino) Koidz.	나무껍질		천연 식물		
Rhamnaceae	Rhamnus staddo A. Rich.		천연 식물			
Rhamnaceae	Ziziphus spina-christi (L.) Desf.	열매	천연 식물			
Rhizophoraceae	Rhizophora mucronata Lam.	잎	천연 식물	천연 식물		
Rosaceae	Agrimonia pilosa Ledeb.	전초		천연 식물		
Rosaceae	Alchemilla andina (L.M. Perry) J.F. Macbr.	줄기				천연 식물
Rosaceae	Chaenomeles sinensis (Thouin) Koehne	열매				천연 식물
Rosaceae	Crataegus pinnatifida Bunge	잎		천연 식물, Triterpenes		
Rosaceae	Eriobotrya japonica (Thunb.) Lindl.	잎		천연 식물		천연 식물
Rosaceae	Geum macrophyllum Willd.	전초		천연 식물		
Rosaceae	Malus baccata (L.) Borkh.	줄기		천연 식물		
Rosaceae	Malus sieboldii (Regel) Rehder	줄기		천연 식물		
Rosaceae	Prunus africana (Hook. f.) Kalkman	줄기 수피	천연 식물			
Rosaceae	Prunus armeniaca L.	씨앗		천연 식물		

과(科)	식물	부위	HIV-RT	HIV-PR	HIV-IN	Anti-HIV
Rosaceae	*Prunus mume* (Siebold) Siebold & Zucc.	열매		천연 식물		
Rosaceae	*Prunus persica* (L.) Batsch	종자				천연 식물
Rosaceae	*Prunus yedoensis* Matsum.	줄기 수피				천연 식물
Rosaceae	*Rosa damascena* Mill.					천연 식물
Rosaceae	*Rosa davurica* Pall.			천연 식물		
Rosaceae	*Rosa laevigata* Michx.	열매				천연 식물
Rosaceae	*Rosa woodsii* Lindl.	잎				Oleanolic acid
Rosaceae	*Sanguisorba minor* Scop.	전초				천연 식물
Rosaceae	*Sanguisorba officinalis* L.	뿌리		천연 식물		천연 식물
Rosaceae	*Sorbus commixta* Hedl.	줄기		천연 식물		천연 식물
Rosaceae	*Stephanandra incise* (Thunb.) Siebold & Zucc. ex Zabel			천연 식물		
Rubiaceae	*Canthium coromandelicum* (Burm.f.) Alston	잎	천연 식물			
Rubiaceae	*Cinchona pubescens* Vahl	나무껍질				천연 식물
Rubiaceae	*Cruciata glabra* Ehrend.		천연 식물			
Rubiaceae	*Galium aparine* L.	잎	천연 식물			
Rubiaceae	*Galium mollugo* L.	잎	천연 식물			
Rubiaceae	*Galium verum* L.	전초		천연 식물		

과(科)	식물	부위	HIV-RT	HIV-PR	HIV-IN	Anti-HIV
Rubiaceae	Gardenia ternifolia Schumach. & Thonn.		천연 식물			
Rubiaceae	Gardenia tubifera Wall. ex Roxb.	잎	Cycloartanes			
Rubiaceae	Hedyotis corymbosa (L.) Lam.			천연 식물		
Rubiaceae	Hedyotis diffusa Willd.	지상부				천연 식물
Rubiaceae	Morinda citrifolia L.	잎	천연 식물	천연 식물	천연 식물	
Rubiaceae	Oldenlandia diffusa (Willd.) Roxb.	전초		천연 식물	천연 식물	
Rubiaceae	Oldenlandia herbacea (L.) Roxb.	뿌리		천연 식물		
Rubiaceae	Rubia cordifolia L.	뿌리	천연 식물			천연 식물
Rubiaceae	Sarcocephalus latifolius (Sm.) Bruce			천연 식물		천연 식물
Rutaceae	Aegle marmelos (L.) Corrêa	잎	천연 식물	천연 식물		천연 식물
Rutaceae	Citrus hystrix DC.	열매 나무껍질	천연 식물			
Rutaceae	Clausena anisata	뿌리	천연 식물			천연 식물
Rutaceae	Clausena excavate (Willd.) Hook. f. ex Benth.	지상부	천연 식물			Limonoid
Rutaceae	Dictammus albus L.	뿌리껍질		천연 식물		
Rutaceae	Murraya koenigii (L.) Spreng.	지상부	천연 식물			
Rutaceae	Phellodendron amurense Rupr.	나무껍질		천연 식물		
Rutaceae	Tetradium ruticarpum (A. Juss.) T.G. Hartley			천연 식물		

과(科)	식물	부위	HIV-RT	HIV-PR	HIV-IN	Anti-HIV
Rutaceae	Toddalia asiatica (L.) Lam.	뿌리	천연 식물			Alkaloid
Rutaceae	Vepris simplicifolia (Engl.) Mziray		천연 식물			
Rutaceae	Zanthoxylum bungeanum Maxim.	열매껍질		천연 식물		천연 식물
Rutaceae	Zanthoxylum chalybeum Engl.	뿌리 나무껍질	천연 식물			천연 식물
Rutaceae	Zanthoxylum schinifolium Siebold & Zucc.	열매껍질		천연 식물		
Salvadoraceae	Salvadora persica L.	줄기	천연 식물	천연 식물		
Santalaceae	Phoradendron juniperinum Engelm. ex A. Gray	전초				Oleanolic acid
Santalaceae	Viscum album L.	꽃		천연 식물		천연 식물
Sapindaceae	Acer okamotoanum Nakai	잎			Flavonoid	
Sapindaceae	Acer pictum Thunb.	줄기		천연 식물		
Sapindaceae	Aesculus chinensis Bunge	씨앗				Triterpenoid
Sapindaceae	Aesculus turbinate Blume	열매		천연 식물		
Sapindaceae	Allophylus cobbe (L.) Raeusch.	잎			천연 식물	
Sapindaceae	Dodonaea viscosa Jacq.	잎				천연 식물
Sapindaceae	Koelreuteria paniculata Laxm.	줄기		천연 식물		
Sapindaceae	Nephelium lappaceum L.	씨앗	천연 식물			
Sapindaceae	Serjania mexicana (L.) Willd.	전초		천연 식물		

과(科)	식물	부위	HIV-RT	HIV-PR	HIV-IN	Anti-HIV
Sapotaceae	*Madhuca longifolia* (J. Koenig ex L.) J.F. Macbr.	나무껍질				천연 식물
Sapotaceae	*Mimusops elengi* L.	나무껍질	천연 식물	천연 식물		Saponin
Sapotaceae	*Tieghemella heckelii* Pierre ex A. Chev.	잎				천연 식물
Sauruaceae	*Houttuynia cordata* Thunb.	지상부				천연 식물
Sauruaceae	*Saururus chinensis* (Lour.) Baill.	뿌리/줄기				Lignans
Saxifragaceae	*Astilbe grandis* Stapf ex E.H. Wilson	지상부		천연 식물		
Saxifragaceae	*Astilbe rubra* Hook. f. & Thomson ex Hook.	전초		천연 식물		
Schisandraceae	*Illicium verum* Hook. f.	뿌리				Phytochemicals
Schisandraceae	*Kadsura angustifolia* A.C. Sm.					Lignans
Schisandraceae	*Kadsura heteroclite* (Roxb.) Craib			Triterpenoid		천연 식물
Schisandraceae	*Kadsura longipedunculata* Finet & Gagnep.			Lignans		
Schisandraceae	*Schisandra chinensis* (Turcz.) Baill.	열매		Protease		
Schisandraceae	*Schisandra lancifolia* (Rehder & E.H. Wilson) A.C. Sm.	잎, 줄기				Triterpenoid, Nortriterpenoid
Schisandraceae	*Schisandra propinqua* Hook. f. & Thomson	지상부				Lignans
Schisandraceae	*Schisandra rubriflora* (Franch.) Rehder & E.H. Wilson					Lignans
Schisandraceae	*Schisandra sphaerandra* Stapf	줄기	Triterpenoid			Triterpenoid

과(科)	식물	부위	HIV-RT	HIV-PR	HIV-IN	Anti-HIV
Schisandraceae	Schisandra sphenanthera Rehder & E.H. Wilson	잎, 줄기				Nortriterpenoid, Triterpenoids
Schisandraceae	Schisandra wilsoniana A.C. Sm.	열매				Lignans
Scrophulariaceae	Buddleja officinalis Maxim.	꽃				천연 식물
Scrophulariaceae	Scrophularia buergeriana Miq.	뿌리		천연 식물		천연 식물
Scrophulariaceae	Scrophularia kakudensis Franch.	지상부		천연 식물		
Scrophulariaceae	Verbascum densiflorum Bertol.		천연 식물			
Scrophulariaceae	Verbascum thapsiforme Schrad.		천연 식물			
Selaginellaceae	Selaginella tamariscina (P. Beauv.) Spring	지상부				천연 식물
Simaroubaceae	Ailanthus altissima (Mill.) Swingle	줄기 수피				천연 식물
Simaroubaceae	Brucea javanica (L.) Merr.	씨앗	천연 식물	천연 식물		천연 식물
Simaroubaceae	Leitneria floridana Chapm.					
Simaroubaceae	Quassia amara L.	나무껍질				천연 식물
Smilacacea	Smilax campestris Griseb.	뿌리				천연 식물
Smilacacea	Smilax china L.	열매		천연 식물		천연 식물
Solanaceae	Cestrum parqui L'Hér.	잎				천연 식물
Solanaceae	Lycium chinense Mill.	열매				천연 식물
Solanaceae	Physaliastrum japonicum (Franch. & Sav.) Honda	지상부		천연 식물		천연 식물

과(科)	식물	부위	HIV-RT	HIV-PR	HIV-IN	Anti-HIV
Solanaceae	Solanum incanum L.					Betulinic acid
Solanaceae	Solanum tomentosum L.		천연 식물			
Solanaceae	Solanum virginianum L.					천연 식물
Solanaceae	Withania somnifera (L.) Dunal	뿌리	천연 식물	천연 식물		
Staphyleaceae	Staphylea bumalda DC.	전초		천연 식물		
Styracaceae	Styrax japonicas Siebold & Zucc.	줄기				Lignins
Styracaceae	Styrax obassis Siebold & Zucc.	줄기		천연 식물		
Tamaricaceae	Tamarix senegalensis DC.		천연 식물			
Taxaceae	Taxus caespitosa Nakai	줄기		천연 식물		
Taxaceae	Taxus cuspidate Siebold & Zucc.			천연 식물		
Theaceae	Camellia japonica L.	잎		천연 식물		
Theaceae	Stewartia koreana Nakai ex Rehder	잎		천연 식물		
Thymelaeaceae	Daphne acutiloba Rehder					Diterpene
Thymelaeaceae	Daphne feddei H.Lév.	잎, 줄기				Lignans
Thymelaeaceae	Wikstroemia indica (L.) C.A. Mey.					천연 식물
Typhaceae	Typha domingensis Pers.		천연 식물			
Ulmaceae	Ulmus davidiana Planch.	잎, 줄기		천연 식물		

과(科)	식물	부위	HIV-RT	HIV-PR	HIV-IN	Anti-HIV
Ulmaceae	Ulmus pumila L.	나무껍질				천연 식물
Urticaceae	Myrianthus holstii Engl.					Lectin
Urticaceae	Phenax angustifolius (Kunth) Wedd.	잎				Lignans
Urticaceae	Urtica dioica L.	뿌리줄기	천연 식물			천연 식물
Urticaceae	Urtica magellanica Juss. ex Poir.	잎				천연 식물
Urticaceae	Urtica urens L.	잎				천연 식물
Verbenaceae	Lampaya medicinalis Phil.	잎				천연 식물
Verbenaceae	Lippia javanica (Burm f.) Spreng.		Phytochemicals			
Verbenaceae	Stachytarpheta jamaicensis (L.) Vahl	전초	천연 식물			
Violaceae	Viola yedoensis Makino	전초	천연 식물	천연 식물		천연 식물
Vitaceae	Cissus quadrangularis L.	줄기	천연 식물			
Vitaceae	Vitis vinifera L.				Phytochemicals	
Xanthorrhoeaceae	Aloe ferox Mill.					천연 식물
Xanthorrhoeaceae	Aloe vera (L.) Burm. f.					천연 식물
Xanthorrhoeaceae	Asphodelus ramosus L.	전초				천연 식물
Xanthorrhoeaceae	Bulbine alooides Willd.	뿌리	천연 식물	천연 식물		

과(科)	식물	부위	HIV-RT	HIV-PR	HIV-IN	Anti-HIV
Zingiberaceae	*Alpinia galangal* (L.) Willd.			천연 식물		천연 식물
Zingiberaceae	*Alpinia officinarum* Hance	뿌리		천연 식물		천연 식물
Zingiberaceae	*Boesenbergia rotunda* (L.) Mansf.			Phytochemicals		Flavonoid
Zingiberaceae	*Curcuma longa* L.	뿌리줄기	천연 식물	천연 식물	천연 식물	천연 식물
Zingiberaceae	*Curcuma zanthorrhiza* Roxb.		천연 식물			
Zingiberaceae	*Elettaria cardamomum* (L.) Maton	열매		천연 식물		
Zingiberaceae	*Kaempferia parviflora* Wall. ex Baker			천연 식물		
Zygophyllaceae	*Balanites aegyptiacus* (L.) Delile	나무껍질		천연 식물		
Zygophyllaceae	*Larrea tridentata* (Sessé & Moc. ex DC.) Coville					Lignan
Zygophyllaceae	*Tribulus terrestris* L.	열매		천연 식물		천연 식물

특허

1. 한의약과 특허

한의사는 환자의 증상에 맞게 여러 한약을 모아서 한 처방을 구성한다. 1~2가지 한약으로 구성된 처방도 있지만, 쌍화탕의 경우 9가지 한약으로 구성되어 있고, 우황청심원의 경우 30가지 가까이 된다. 여러 가지 한약이 처방을 구성할 때는 각기 맡은 역할이 있다. 한약 중에서 주된 효능을 내는 것, 보조적인 효과는 내는 것, 한약 간의 상호 작용을 돕고 약성을 조화롭게 하는 것, 그리고 전체 처방이 목표 장기에 도달하도록 돕는 한약도 있다. 쉽게 생각해서 한 요리를 만들 때 주재료가 있고, 보조 재료가 있으며, 국물 맛을 내는 재료가 있고, 양념이 있는 것으로 이해할 수도 있겠다.

처방은 오랜 시간 걸쳐 쌓인 임상 경험의 정화(精華)로 일부가 후대로 전달되어 지속적으로 활용된다. 3세기 초에 작성된 ≪상한잡병론(傷寒雜病論)≫의 치료법과 처방은 지금 현재에도 유효하다. 현재 일본에서는 ≪상한잡병론≫의 처방을 국가 의료보험으로 지원한다. 그 이후에도 여러 의사가 각기 시대와 지역의 필요에 맞는 한의학 이론과 처방을 발전시켰다. 1610년 편찬된 동의보감은 500권의 의서 내용을 한 권으로 만들어 처방을 정리하였다. 청대(淸代)에 열성 전염병이 발생하면서 온병(瘟病)이라는 학문을 발전시켰고, 우리나라에서는 19세기 말 이제마가 《동의수세보원(東醫壽世保元)》을 저술하여 사상의학을 만들었다.

한의학의 발전을 처방의 변화에 따라 살펴볼 수도 있다. 《상한잡병론》의 저자도 전염병에 많은 가족과 친인척을 잃고 그 책을 저술하였다. 금원(金元) 시대에 저명한 의사 네 명은 각기 의학 이론을 발전시켰다. 이동원은 소화기계 위주로 임상을 했고, 주진형은 비뇨생식기계 위주로 임상을 했다. 청대(淸代)에는 연안에서 무역선이 더 활발해졌고 이로 인해 열성 전염병이 빈발한 것으로 보인다. 그리고 이러한 필요에 따라 온병(溫病)이 발전하였다. 이제마도 19세기 말 한반도에서 전염병과 콜레라가 유행하고, 본인 부인도 병으로 잃으면서 의학 연구에 힘쓰게 된다.

한의사는 3세기 초의 처방부터 사상의학 처방까지 환자의 체질과 증(證)에 맞게 선택하고 필요에 따라 한약을 더하거나 빼서(加減) 활용한다. HIV/AIDS가 처음 세상에 알려졌을 때부터 관련 연구는 시작하였다. 항HIV 효과가 있는 천연물을 찾는 노력은 앞 장에서 설명하였다. 임상 경험과 연구결과가 쌓이면서 HIV와 관련 증상의 치료를 위한 처방이 발전하였다. HIV/AIDS의 한약 처방은 기존 처방에서 선택하여 환자 증상에 맞춰 구성을 조정하기도 하고, 한의학 이론에 근거하여 새로운 처방을 구성하기도 한다.

새로운 처방에 신규성 및 진보성이 있으면 특허로 출원한다. 한의약 특허는 기존 한의서인 《신농본초경(神農本草經)》, 《황제내

경(黃帝內經)≫, ≪상한론(傷寒論)≫, ≪의심방(醫心方)≫, ≪향약구급방(鄕藥救急方)≫, ≪향약집성방(鄕藥集成方)≫, ≪의방류취(醫方類聚)≫, ≪동의보감(東醫寶鑑)≫, ≪중약대사전(中藥大辭典)≫, ≪도해향약대사전(圖解鄕藥大辭典)≫ 등과 같은 기존 한의서 및 한의약 관련 서적에 기재된 처방이나, 민간요법으로부터 유래된 처방을 모방하여 기재한 것에 불과하다면 그 발명은 신규성이 없는 것으로 본다. 그러나 혼합 약재 혹은 단일 약재를 가공하여 만든 의약으로서 그 구성 및 용도가 기존 한의서, 한약 관련 사전 또는 민간요법으로부터 공지되어 있다 하더라도, 새로운 의학적인 용도를 발명하였다면 신규성이 있는 것으로 본다.

한약 추출물의 그 의학적인 용도가 기존 한의서나 한약 관련 서적에 기재된 내용으로부터 해당 업자가 쉽게 발명할 수 있는 것은 진보성이 없는 것으로 본다. 그러나 같은 속(屬)의 다른 종(種)의 식물이나 미생물 등으로부터 유래된 의약 발명에 있어서, 상호간에 의학적인 용도가 동일해도 선행기술 대비 현저히 개선된 약리효과가 있는 경우에는 진보성이 있다고 본다.24)

2. 특허 검색

HIV/AIDS 관련 한약 처방을 미국특허청(United States Patent

---

24) 신현규 외. <중국과 한국의 전통의약 특허 현황 및 지적재산권 보호 활성화 방안>. 한국한의학연구원. 2003

and Trademark Office) 및 유럽특허청(European Patent Office)에서 검색하였다. 이후 google patent로 재차 검토하였다. 검색어는 제목, 초록, 전체에서 AIDS, HIV, traditional medicine, herbal medicine을 조합하였다. 그리고 한의학 임상에 활용 가능한 한약 처방을 위주로 선정하였다.

선정된 특허 처방은 국제출원번호가 있는 경우에는 이를 표시하였고, 아닌 경우에는 각 국가 출원/특허번호를 표시하였다. 출원 중인 특허, 현재 유효한 특허, 또는 만료된 특허도 있었지만, 전체적인 발전상을 파악하고자 구분 없이 일자별로 정리하였다.

특허 제목은 그대로 표시하였다. 【처방】 구성은 한약명으로 표기하였고, 오용이나 임의 사용을 막기 위해서 분량은 모두 삭제하였다. 출원서에 한의학 처방의 의미(方義)가 있는 경우에는 【효능】으로 표시하고 풀어서 번역하였다. 【주치】는 출원서의 내용을 따랐다.

전문가는 특허로 출원된 한약 처방의 시대적 발전상을 보며 처방의 함의(含意)를 이해하고 상황에 맞게 활용할 수 있을 것이다.

❖ An anti-aids semifluid extract of traditional chinese medicine and preparation thereof

국제출원번호: PCT/CN1995/000069

국제출원일자: 1996년 11월 21일

【처방】中藥生命泉: 黨蔘, 白朮, 茯苓, 炙甘草, 黃芪, 熟地黃, 當歸,

白芍藥, 阿膠, 杜冲, 續斷, 山茱萸, 枸杞子, 覆盆子, 澤瀉

【주치】 면역력을 증가시키고, AIDS 증상을 치료한다.

❖ Zhonghuaaizikeduling-medicine for AIDS

출원번호: CN 1134283 A

출원일자: 1996년 10월 30일

【처방 1】세제(洗劑): 金銀花, 蛇床子, 百部根, 硫黃, 苦蔘, 白鮮皮,

黃芩, 紫花地丁, 山豆根, 射干

【처방 2】내복약: 苦蔘, 皂角子, 黃芩, 五倍子, 土茯苓, 山慈姑, 薏苡仁,

防風, 厚朴, 白芷, 羌活, 露蜂房, 赤芍藥

【주치】 살균, 항균, 소염, 진통의 효과가 있고 독소를 배출하며 면역력을 높인다.

❖ Antiviral agents from plant extracts and use for treatment of viral infections

국제출원번호: PCT/US1997/012293

국제출원일자: 1997년 7월 9일

【처방】龍葵, 夜關門, 千里光, 女貞子에 혹 白花蛇舌草, 半枝蓮,

金銀花, 夏枯草, 貫衆, 綿馬貫衆, 大薊, 小薊, 野菰, 竹節,

虎杖根, 連翹, 黃柏, 白芨을 더한다.

【주치】사람 HBV 보균자와 C형 간염 환자를 치료하는 효능이 현저하다. 쥐 백혈병 바이러스 및 HIV에 대해 시험관 내 항바이러스 활성이 있다.

❖ Pharmaceutical composition for treating aids

특허번호: US 5683697 A

특허일자: 1997년 11월 4일

【처방】(1) 항염, 해열, 거담진해제 중 한 개 이상을 선정: 苦楝, 白芷, 石斛, 透骨草, 香櫞, 桑寄生, 靑箱子,

白首烏, 北沙蔘;

(2) 강장제, 소화기계 기능 개선제 중 한 개 이상을 선정: 扁桃, 山藥, 石斛, 桑寄生, 瓜拉納, 白楓, 香櫞,

甘草; 및

(3) 항진균, 항바이러스 중 한 개 이상을 선정: 北沙蔘^{북사삼}, 白芷^{백지},

桑寄生^{상기생}, 透骨草^{투골초}, 鹿角^{녹각}, 海蘿^{해라}

상기 (1), (2), (3)을 배합하여 AIDS에 사용한다.

❖ Herbal extract composition and method with immune-boosting capability

국제출원번호: PCT/US1999/013949

국제출원일자: 1999년 12월 29일

【처방】薑南星^{강남성}, 石榴^{석류}, 木槿^{목근}, 茶^차

【주치】시험관 내에서 림프구 변형 및 사이토카인을 생성시키고 시험관 내에서 gp 120 결합을 억제한다. 면역 질환 및 HIV 감염에 활용될 수 있다.

❖ Preparation of serial AIDS-treating medicines

출원번호: CN 1256137 A

출원일자: 2000년 6월 14일

【처방】甘草^{감초}, 黃芩^{황금}, 人蔘^{인삼}, 乾薑^{건강}, 黃連^{황련}, 半夏^{반하}, 大棗^{대조}, 苦蔘^{고삼}, 雄黃^{웅황},

當歸^{당귀}, 升麻^{승마}, 蜀椒^{촉초}, 鱉甲^{별갑} 등

❖ Oral liquid curing AIDS and its preparing method

특허번호: CN 1069045 C

특허일자: 2001년 8월 1일

【처방】肉桂, 當歸, 川芎, 白朮, 薑黃, 廣藿香, 石菖蒲, 沙棘,

淫羊藿, 蛇床子, 檳榔, 益母草, 甘草

【효능】 몸속 깊은 병소를 빨리 떠나보낸다(速離膜原)는 이론에 따라 경락을 따뜻하게 하고 피를 맑게 하며(溫經涼血), 더럽고 탁한 것을 없애고(辟穢化濁), 독을 몰아낸다(驅毒).

【주치】 HIV 복제를 억제한다.

❖ Novel medicinal herbal composition for treating liver diseases and HIV

국제출원번호: PCT/US2001/032605

국제출원일자: 2002년 4월 25일

【처방】白花蛇舌草, 拳蔘, 虎杖根, 北豆根, 黃芩, 牛黃粉, 黃芪,

枸杞子, 三七根, 紅蔘, 玄蔘, 五味子, 鬱金, 山楂, 當歸

❖ Traditional Chinese medicine for treating AIDS

출원번호: CN 1461646 A

출원일자: 2003년 12월 17일

【처방】 甘草, 金銀花, 車前子, 大黃, 蒲公英
(감초) (금은화) (차전자) (대황) (포공영)

【주치】 HIV 복제를 억제하고, 면역력을 높인다.

❖ Compositions for the treatment of acquired immunodeficiency disease

국제출원번호: PCT/US2002/024738

국제출원일자: 2003년 2월 20일

【처방】 龍膽草, 蒼耳子, 柴胡, 黃芪, 菊花에 혹 辛夷를 더한다.
(용담초) (창이자) (시호) (황기) (국화) (신이)

【주치】 HIV/AIDS 증상을 치료한다.

❖ Traditional Chinese medicine for treating high-fever and diarrhoea of AIDS

출원번호: CN 1537543 A

출원일자: 2004년 10월 20일

【처방】 艾熱平: 生地黃, 玄蔘, 麥門冬, 麻黃, 葛根, 杏仁, 丹蔘,
(애열평) (생지황) (현삼) (맥문동) (마황) (갈근) (행인) (단삼)

牧丹皮, 金銀花, 連翹, 肉桂, 大靑葉, 射干, 水牛角,
(목단피) (금은화) (연교) (육계) (대청엽) (사간) (수우각)

生薏苡仁, 板藍根, 生甘草, 制附子, 淡竹葉, 生牡蠣,
(생의이인) (판람근) (생감초) (제부자) (담죽엽) (생모려)

生石膏, 通補止瀉停: 大黃, 人蔘, 乾薑, 制附子, 生甘草,

白芍藥, 煨葛根, 苦蔘, 細辛, 石菖蒲, 升麻

【주치】AIDS의 고열과 설사를 치료한다.

❖ Chinese herbal medicine for treating AIDS

　　출원번호: CN 1660279 A

　　출원일자: 2005년 8월 31일

【처방】人蔘, 水牛角, 柴胡, 白薯莨, 枸杞子, 十大功勞, 金銀花,

　　　　靈芝草, 胡黃蓮, 八仙草, 甘草, 土茯苓, 蒲公英

【효능】온역을 제거하고 독을 풀며(祛瘟解毒), 영혈을 맑게 하
　　　고(淸營凉血), 열을 몰아내서 음을 기르고(透熱養陰), 열
　　　을 식혀 독을 없앤다(淸瘟敗毒).

❖ Pharmaceutics of traditional Chinese medicine of treating AIDS
　　and preparation method thereof

　　국제출원번호: PCT/CN2004/000522

　　국제출원일자: 2005년 10월 20일

【처방】老鸛草, 黃芪, 龍葵, 金銀花, 木棉花, 訶子, 白花蛇舌草,

　　　　石榴皮, 糯稻根, 菱角

【효능】 열을 없애고 독을 풀며(淸熱解毒), 혈액을 순환시키고 기를 더한다(活血益氣).

【주치】 HIV 감염인의 CD4 세포 수를 증가시키고, 쇠약, 탈모증, 식욕감퇴, 설사 등의 증상을 개선한다.

❖ Pure liquid herbal extracts for treating AIDS, and preparation method

출원번호: CN 1726995 A

출원일자: 2006년 2월 1일

【처방】 茯苓(복령), 積雪草(적설초), 大黃(대황), 柴胡(시호), 陳皮(진피)

【주치】 AIDS의 폐결핵, 임파종대, 구강궤양, 호흡감염, 설사, 피부병 등의 증상에 사용한다.

❖ Medication for preventing and curing AIDS and preparation thereof

특허번호: CN 1259968 C

특허일자: 2006년 6월 21일

【처방】 蛇床子(사상자), 莪朮(아출), 蒲公英(포공영), 金銀花(금은화), 土茯苓(토복령), 貫衆(관중), 甘草(감초)

【효능】 온역을 제거하고 바른 것을 도우며(祛疫扶正), 어혈을 흩고 독을 풀며(散瘀解毒), 습을 제거하여 음을 기른다(除濕養陰).

【주치】 HIV의 예방과 치료에 사용한다.

❖ Herbal composition and method of treating HIV infection

특허번호: US 7160561 B2

특허일자: 2007년 1월 9일

【처방】 乳香, 安息香, 肉桂, 莪朮, 丁香, 甘松, 白樺, 透骨草,
穗狀肋, 大蒜, 香附子

❖ Chinese medicine treating AIDS and its prepn.

특허번호: CN 1314413 C

특허일자: 2007년 5월 9일

【처방】 澤蘭汁, 夏枯草, 狼毒, 鹿茸, 冬蟲夏草, 白屈菜, 當歸,
人蔘, 罌粟殼, 艾葉

【주치】 HIV 복제를 억제하며, HIV의 예방 및 면역력 증강에 사용한다.

❖ Chinese traditional medicine for preventing and curing AIDS

출원번호: CN 101041011 A

출원일자: 2007년 9월 26일

【처방】 黃芪, 白芍藥, 赤芍藥, 川芎, 枸杞子, 玉竹, 牧丹皮, 龍骨,
地龍, 柴胡, 當歸, 牛膝, 何首烏, 水蛭, 丹蔘, 熟地黃,

山楂, 三七根, 守宮, 茯苓, 刺蒺藜, 金銀花, 元蔘, 川練子
【주치】 HIV의 예방과 여러 증상을 치료한다.

❖ Chinese medicine preparation for treating AIDS method for preparing the same

출원번호: CN 101194997 A

출원일자: 2008년 6월 11일

【처방】 山藥, 麥門冬, 鷄內金, 丹蔘, 檳榔, 白花蛇舌草, 氷片,
牛黃, 麝香, 黨蔘, 大黃

【효능】 독을 풀고(解毒, 化毒), 독을 배출하며(排毒), 비장과 위장을 보하고(補脾胃), 폐장과 신장을 기능을 높이며(益肺腎), 혈액을 순환시키고 어혈을 없애며(活血化瘀), 경락을 뚫어 더러운 기운을 없앤다(通絡辟穢).

【주치】 면역력을 높이고 HIV 기회감염을 줄인다.

❖ Chinese medicine for treating AIDS

출원번호: CN 101199749 A

출원일자: 2008년 6월 18일

【처방】 天花粉, 黃芪, 冬凌草, 魚腥草, 赤芍藥, 龍葵, 青黛, 人蔘,
黨蔘, 女貞子, 菟絲子, 黃精, 補骨脂, 黃連, 牧丹皮, 靈芝,

茯苓, 地榆, 乾地黃, 枳殼, 牛膝, 丹蔘, 當歸, 猪牙皂, 甘草

【효능】 나쁜 기운의 독을 맑게 하며(使邪毒得清), 더러운 기운을 없애고(穢濁得化), 신장의 음 기운을 자양하며(腎陰得滋), 바른 기운을 북돋운다(正氣得扶).

【주치】 면역력을 증강 목적과 HIV 관련 증상에 사용한다.

❖ Plaster for treating AIDS lymphadenectasis

특허번호: CN 100402071 C

특허일자: 2008년 7월 16일

【처방】 天南星, 附子, 香附子, 當歸, 肉桂, 丁香, 乳香, 沒藥,

大黃, 靈脂, 木香, 陳皮, 地龍, 防風, 荊芥, 金銀花,

板藍根, 氷片

【효능】 AIDS 환자의 림프절확장증에 사용하는 고약이다.

❖ Traditional Chinese medicine capsule for treating AIDS

출원번호: CN 101314024 A

출원일자: 2008년 12월 3일

【처방】 甘草, 人蔘, 靈芝, 黃芪, 白朮, 大棗, 茯苓, 生薑, 苦瓜,

香菇, 蜈蚣粉

❖ Chinese herbal medicine gargle for preventing and treating AIDS stomatitis

출원번호: CN 101361898 A

출원일자: 2009년 2월 11일

【처방】 生地黃, 玄蔘, 麥門冬, 沙蔘, 絞股藍, 黃連, 苦蔘, 嵐梅
_{생지황, 현삼, 맥문동, 사삼, 교고람, 황련, 고삼, 람매}

【주치】 AIDS 환자의 구강염을 치료하고, 진통 효과가 있으며 삶의 질을 높인다.

❖ Chinese traditional medicinal formula for treating AIDS

특허번호: CN 100486631 C

특허일자: 2009년 5월 13일

【처방】 大黃草, 九節菖蒲, 滇黃精, 黃芩, 紫莖澤蘭, 飛來鶴, 竹葉柴胡,

刺蒺藜

【주치】 HIV 감염 초기에 사용하거나 예방 목적으로 사용한다.

❖ Chinese traditional medicine for treating AIDS

출원번호: CN 101444596 A

출원일자: 2009년 6월 3일

【처방】 人蔘, 食茱萸, 狼毒, 蒲公英, 紫花地丁, 黃芪, 白花蛇舌草,

半枝蓮, 山慈姑, 栢子仁, 白朮, 紫河車, 牛黃, 元寸香, 冬蟲夏草

【효능】열을 없애고 독을 풀며(淸熱解毒), 바른 것을 돕고 나쁜 것을 제거하며(扶正祛邪), 장기의 기능을 회복한다(修復臟腑).

❖ Traditional Chinese medicine composition and preparation method and use thereof

출원번호: CN 101450173 A

출원일자: 2009년 6월 10일

【처방】黃芪, 人蔘, 當歸, 枸杞子, 五味子, 麥門冬, 天花粉, 茯苓, 甘草, 柴胡, 升麻

【효능】소화기계를 보하고 기를 더하며(補中益氣), 혈을 기르고 음을 자양한다(養血滋陰).

【주치】면역력을 높이고, AIDS 증상을 치료한다.

❖ Traditional Chinese medicine composition for treating AIDS

출원번호: CN 101450080 A

출원일자: 2009년 6월 10일

【처방】全蟲, 蜈蚣, 僵蠶

【주치】AIDS 환자의 피부궤양과 추위를 타는 증상에 사용한다.

❖ Medicine for treating AIDS

출원번호: CN 101524468 A

출원일자: 2009년 9월 9일

【처방】艾你康: 人蔘(애니강), 麥門冬(인삼), 鹿茸(맥문동), 溪黃草(녹용), 黃芩(계황초), 牛黃(황금),

靑黛(청대), 金銀花(금은화), 朱砂(주사), 雄黃(웅황), 三七根(삼칠근), 薄荷氷(박하빙), 黃連(황련),

丹蔘(단삼), 白朮(백출), 白花蛇舌草(백화사설초), 柴胡(시호), 牧丹皮(목단피), 山藥(산약), 大靑葉(대청엽),

麝香(사향), 生地黃(생지황), 熟地黃(숙지황), 板藍根(판람근)

【효능】기혈을 조화시키고(調和氣血), 원기를 보하며(培補元氣), 열을 없애고 독을 풀며(淸熱解毒), 어혈을 없애 새로운 피를 만든다(化瘀生新).

【주치】HIV-RNA를 줄이고, AIDS 증상을 치료한다.

❖ Medicine for treating AIDS

출원번호: CN 101537060 A

출원일자: 2009년 9월 23일

【처방】當歸(당귀), 黃芪(황기), 巴戟天(파극천), 丹蔘(단삼), 肉桂(육계)에 혹 鷄血藤(계혈등), 胡椒(호초), 白朮(백출),

牛膝(우슬), 黑豆(흑두), 黨蔘(당삼), 羊糞(양분), 威靈仙(위령선), 乾薑(건강), 蔥須(총수), 蠅蛆(승저)를 더한다.

【효능】소화력을 돕고(和胃健脾), 기를 보하고 진액을 만들며(補氣生津), 모든 장기를 조율하고(調理諸腑), 혈액을 길러 간장을 편하게 한다(養血柔肝). 혈액이 막히지 않으면 풍으

로 생기는 병이 없어지고(血液暢通則祛風疾), 혈해를 보하고(補血海), 인대와 뼈가 튼튼해진다(壯筋骨).

【주치】 AIDS를 치료하며, 백혈병, 재생불량성빈혈, 혈소판감소, 간염, 피부병 등에 광범위하게 사용할 수 있다.

❖ The herb mixture of treatment oral ulcer of AIDS and recurrent oral ulceration

특허번호: CN 100546608 C

특허일자: 2009년 10월 7일

【처방】 白花蛇舌草^{백화사설초}, 連翹^{연교}, 毛冬靑^{모동청}, 黃芪^{황기}, 白朮^{백출}, 生地黃^{생지황}, 車前子^{차전자}, 肉桂^{육계}, 甘草^{감초}

【효능】 열과 화를 없애고(淸熱瀉火), 기와 음을 기르며(益氣養陰) 어혈을 없애서 상처를 아물게 한다(化瘀斂瘡). 심장과 비장에 열이 쌓여(心脾積熱), 기와 음이 모두 허해서(氣陰兩虛) 화가 생기는 형태(陰虛火旺型)의 구강궤양에 사용한다.

【주치】 구강궤양, 재발성 구강궤양에 사용한다.

❖ Traditional Chinese medicine composition for treating AIDS and preparation method thereof

출원번호: CN 101549140 A

출원일자: 2009년 10월 7일

【처방】 桑白皮, 薑黃, 甘草, 穿心蓮, 黃芩, 黃芪

【주치】 HIV-RNA를 줄이고, 면역력을 증강하며, 삶의 질을 개선한다.

❖ A kind of Chinese medicine preparation for the treatment of acquired immune deficiency syndrome (AIDS)

특허번호: CN 100546611 C

특허일자: 2009년 10월 7일

【처방】 牛蒡子, 黃芩, 桑白皮, 仙鶴草, 千里光, 地膚子, 人蔘, 黃芪, 天花粉, 紫花地丁, 甘草

❖ Herbal AIDS treatment

특허번호: EP 1629847 B1

특허일자: 2010년 1월 13일

【처방】 板藍根, 甘草, 半夏, 乾薑, 黃芪, 丹蔘, 天花粉, 西洋蔘, 當歸, 冬蟲夏草

【주치】 HIV-RNA를 감소시키고, 관련 증상을 개선한다.

❖ Chinese-medicinal preparation for treating AIDS and its production

특허번호: CN 1981812 B

특허일자: 2010년 5월 5일

【처방】淫羊藿, 黃芪, 紅毛五加皮, 黃芩, 甘草
（음양곽）（황기）（홍모오가피）（황금）（감초）

❖ Traditional Chinese medicine for treating AIDS

출원번호: CN 101716307 A

출원일자: 2010년 6월 2일

【처방】柴胡, 秦芃, 金銀花, 連翹, 白茅根, 蟬退, 桑葉, 草果, 烏梅,
（시호）（진교）（금은화）（연교）（백모근）（선퇴）（상엽）（초과）（오매）

澤瀉, 玳瑁, 水牛角粉, 地骨皮, 黃芩, 牧丹皮, 厚朴, 車前子,
（택사）（대모）（수우각분）（지골피）（황금）（목단피）（후박）（차전자）

白芍藥, 赤芍藥, 黃連, 山藥, 廣木香, 山楂, 桑寄生, 鷄內金,
（백작약）（적작약）（황련）（산약）（광목향）（산사）（상기생）（계내금）

龜板, 鱉甲, 鹿角膠, 魚鰾, 紫稍花, 西紅花, 天南星, 川芎,
（귀판）（별갑）（녹각교）（어표）（자초화）（서홍화）（천남성）（천궁）

荊芥, 牛蒡子, 甘草
（형개）（우방자）（감초）

【효능】오장을 조화롭게 하고(調和五臟), 비장과 신장을 튼튼하
게 하며(健脾固腎), 음양을 보하고 기르며(滋陰補陽), 열
을 없애고 독을 풀며(淸熱解毒), 음과 혈을 만들고(養陰
生血), 심장을 기르고 기를 더한다(養心益氣).

【주치】HIV 감염일 때 장복한다.

❖ Anti-AIDS five-in-one nano-TCM and production method thereof

  출원번호: CN 101773555 A

  출원일자: 2010년 7월 14일

【처방】 天花粉, 甘草, 虎杖根, 附子, 連翹
      (천화분) (감초) (호장근) (부자) (연교)

【효능】 기를 더하고 근원을 북돋우며(益氣培元), 뭉친 것을 풀고 습을
      제거하며(散結除濕), 열을 없애고 독을 푼다(淸熱解毒).

【주치】 HIV 저항력을 높이고, 종양을 치료한다.

❖ Traditional Chinese medicine for treating AIDS

  출원번호: CN 101897811 A

  출원일자: 2010년 12월 1일

【처방】 黃芩, 生地黃, 三七根, 甘草, 當歸, 靈芝
      (황금) (생지황) (삼칠근) (감초) (당귀) (영지)

【효능】 바른 것을 돕고 근본을 북돋우며(扶正培本), 기혈을 더하
      고(益氣養血), 혈액을 순환시켜 어혈을 없애며(活血化瘀),
      열을 없애 독을 푼다(淸熱解毒).

【주치】 HIV 감염에 사용한다.

❖ Traditional Chinese medicine for treating AIDS

출원번호: CN 101897812 A

출원일자: 2010년 12월 1일

【처방】 狗脊貫衆, 生地黃, 三七根, 甘草, 當歸, 靈芝

【효능】 바른 것을 돕고 근본을 북돋우며(扶正培本), 기혈을 더하고(益氣養血), 혈액을 순환시켜 어혈을 없애며(活血化瘀), 열을 없애 독을 푼다(淸熱解毒).

【주치】 HIV 감염에 사용한다.

❖ Traditional Chinese medicine for treating AIDS

출원번호: CN 101897813 A

출원일자: 2010년 12월 1일

【처방】 牧丹皮, 生地黃, 三七根, 甘草, 當歸, 靈芝

【효능】 바른 것을 돕고 근본을 북돋우며(扶正培本), 기혈을 더하고(益氣養血), 혈액을 순환시켜 어혈을 없애며(活血化瘀), 열을 없애 독을 푼다(淸熱解毒).

【주치】 HIV 감염에 사용한다.

❖ Traditional Chinese medicine for treating AIDS

출원번호: CN 101897815 A

출원일자: 2010년 12월 1일

【처방】 月菊花, 當歸, 生地黃, 甘草, 三七根, 靈芝
　　　　　 월국화　 당귀　 생지황　 감초　 삼칠근　 영지

【효능】 바른 것을 돕고 근본을 북돋우며(扶正培本), 기혈을 더하
　　　　고(益氣養血), 혈액을 순환시켜 어혈을 없애며(活血化瘀),
　　　　열을 없애 독을 푼다(淸熱解毒).

【주치】 HIV 감염에 사용한다.

❖ Traditional Chinese medicine for treating AIDS

출원번호: CN 101897816 A

출원일자: 2010년 12월 1일

【처방】 夏枯草, 當歸, 生地黃, 甘草, 三七根, 靈芝
　　　　　 하고초　 당귀　 생지황　 감초　 삼칠근　 영지

【효능】 바른 것을 돕고 근본을 북돋우며(扶正培本), 기혈을 더하
　　　　고(益氣養血), 혈액을 순환시켜 어혈을 없애며(活血化瘀),
　　　　열을 없애 독을 푼다(淸熱解毒).

【주치】 HIV 감염에 사용한다.

❖ Traditional Chinese medicine for treating AIDS

출원번호: CN 101897819 A

출원일자: 2010년 12월 1일

【처방】 桑白皮, 生地黃, 三七根, 甘草, 當歸, 靈芝
（상백피）（생지황）（삼칠근）（감초）（당귀）（영지）

【효능】 바른 것을 돕고 근본을 북돋우며(扶正培本), 기혈을 더하고(益氣養血), 혈액을 순환시켜 어혈을 없애며(活血化瘀), 열을 없애 독을 푼다(淸熱解毒).

【주치】 HIV 감염에 사용한다.

❖ Anti-AIDS traditional Chinese medicine compound composite and method thereof

특허번호: CN 101417049 B

특허일자: 2010년 12월 15일

【처방】 鹿茸, 枸杞子, 淫羊藿, 仙茅, 肉蓯蓉
（녹용）（구기자）（음양곽）（선모）（육종용）

【효능】 신장을 자양하고 양기를 강하게 한다(滋腎壯陽). 신장의 양기를 보하면 양기가 활성화되고, 몸을 지키는(衛護) 기능이 왕성해져서, 나쁜 기운과 독(邪毒)을 몰아낸다.

【주치】 HIV 복제를 억제하고, CD4 세포 수를 높인다. 체력을 높이고, 체중을 증가시킨다. 아이와 임산부에게 사용해도 안전하다.

❖ Anti-AIDS medicine

특허번호: CN 101229360 B

특허일자: 2011년 2월 2일

【처방】肉桂, 人蔘, 黃芪, 大蒜, 甘草, 乾薑, 當歸
(육계) (인삼) (황기) (대산) (감초) (건강) (당귀)

【효능】양기를 북돋우는 것을 위주로 하는 이론(扶陽派)에 입각하여 장기를 보하고(補五臟), 정신을 평안하게 하며(安精神), 신기를 더하고(益神氣), 경락을 잘 소통시킨다(通經活絡).

【주치】AIDS의 식욕부진, 불면, 구역감, 설사, 스트레스 등에 사용한다.

❖ Traditional Chinese medicine for curing aids

출원번호: CN 102133361 A

출원일자: 2011년 7월 27일

【처방】喜樹果, 獨角蓮, 乾蟾, 白花蛇舌草, 半枝蓮, 土茯苓, 天丁,
(희수과) (독각련) (건섬) (백화사설초) (반지련) (토복령) (천정)

紫花地丁, 甲珠, 人蔘, 南五味子, 百合, 玄蔘, 麥門冬, 甘草
(자화지정) (갑주) (인삼) (남오미자) (백합) (현삼) (맥문동) (감초)

【주치】AIDS의 여러 증상을 치료한다.

❖ Traditional Chinese medicine capsule for treating bone marrow suppression caused by highly active antiretroviral therapy (HAART) for AIDS (acquired immure deficiency syndrome)

출원번호: CN 102145067 A

출원일자: 2011년 8월 10일

【처방】人蔘, 當歸, 女貞子, 鷄血藤, 黃芪, 淫羊藿, 陳皮, 白花蛇舌草
(인삼, 당귀, 여정자, 계혈등, 황기, 음양곽, 진피, 백화사설초)

【주치】 HAART를 진행할 때 발생할 수 있는 골수 억제를 치료한다.

❖ Traditional Chinese medicine composition and preparation method and use thereof

특허번호: CN 101450173 B

특허일자: 2011년 9월 21일

【처방】黃芪, 人蔘, 當歸, 枸杞子, 五味子, 麥門冬, 天花粉, 茯苓,
(황기, 인삼, 당귀, 구기자, 오미자, 맥문동, 천화분, 복령)

甘草, 柴胡, 升麻
(감초, 시호, 승마)

【효능】 소화기계를 보하고 기를 더하며(補中益氣), 혈을 기르고 음을 자양한다(養血滋陰).

【주치】 면역력을 높이고, AIDS 환자의 피로, 미열, 자한(自汗), 도한 (盜汗), 식욕부진, 만성 설사, 기침, 체중감소를 치료한다.

❖ Pharmaceutical composition for treating AIDS and preparation method thereof

국제출원번호: PCT/CN2010/001968

국제출원일자: 2011년 9월 22일

【처방】鹿茸, 淫羊藿, 黃芪, 蛇床子, 山茱萸, 熟地黃, 仙茅, 肉荳蔲,
(녹용, 음양곽, 황기, 사상자, 산수유, 숙지황, 선모, 육두구)

山藥, 枸杞子, 肉蓯蓉, 補骨脂

【효능】 신장을 보하고 양기를 강하게 하며(補腎壯陽), 바른 것을 돕고 독을 몰아낸다(扶正托毒).

【주치】 AIDS의 여러 증상을 개선한다. 면역력을 높이고, HIV-RNA를 억제하며, 삶의 질을 개선한다.

❖ Chinese medicinal preparation for treating acquired immune deficiency syndrome (AIDS) and preparation method thereof

출원번호: CN 102423373 A

출원일자: 2012년 4월 25일

【처방】 黃芪, 白朮, 茯苓, 枸杞子, 紫河車, 蛤蚧, 靈芝, 白芍藥, 丹蔘, 附子, 黃花倒水蓮

【주치】 AIDS 환자의 피로, 식욕부진, 숨 가쁨, 요통 증상을 치료한다. ART와 병행한다.

❖ Traditional Chinese medicine with cancer and AIDS (acquired immune deficiency syndrome) resistance and preparation method thereof

출원번호: CN 102579781 A

출원일자: 2012년 7월 18일

【처방】水蜈蚣, 天門冬, 靈芝, 犁頭草, 金不換, 仙人掌, 鳳尾草,

黃連, 蘆薈, 毛梗豨薟

【효능】근본을 굳건하게 하고 바른 것을 도우며(固本扶正), 음기를
길러서 양기를 다스리고(滋陰潛陽), 열을 없애고 독을 풀며
(淸熱解毒), 혈액을 순환시켜 어혈을 없앤다(活血化瘀).

【주치】항염, 진통, 항암, 면역력 증강으로 HIV/AIDS와 암에 사
용한다. 병독성 신장염, 백혈병 증상, 패혈증, 갑상선 항
진증 등에 활용한다.

❖ Chinese medicinal composition for treating acquired immune
deficiency syndrome and preparation method thereof
출원번호: CN 102552437 A
출원일자: 2012년 7월 11일

【처방】連翹, 虎杖根, 白芍藥, 淫羊藿

【주치】HIV 복제를 억제하고, CD4 세포 수를 증가시킨다.

❖ Traditional Chinese medical composition for treatment of acquired
immunodeficiency syndrome and preparation method and application
thereof
출원번호: CN 102614467 A
출원일자: 2012년 8월 1일

【처방】黃柏, 黃芪, 黃芩, 菟絲子, 白朮, 白花蛇舌草, 白頭翁, 柴胡,

蒲公英, 防風, 甘草, 當歸, 冬蟲夏草, 莪朮, 牧丹皮, 紫花地丁

【주치】HIV 복제를 억제하고, 면역력을 높인다.

❖ Traditional Chinese medicine for treating acquired immune deficiency syndrome (AIDS)

출원번호: CN 102631602 A

출원일자: 2012년 8월 15일

【처방】黨蔘, 當歸, 熟地黃, 阿膠, 白朮, 朱茯苓, 制山茱萸肉, 炙黃芪,

制續斷, 焦山楂, 石斛, 制肉蓯蓉, 藿香, 薏苡仁, 炒蒼朮, 沈香,

白毛夏枯草, 紅骨蔘, 菝葜, 木通, 制淫羊藿, 去刺仙人掌, 瓦松,

瓦楞子, 炒補骨脂, 葫蘆巴

【효능】영기와 위기가 부족하고(營衛不足), 음에 독이 쌓여 혈이 말라서(陰毒血燥), 몸이 섶 같이 마르고(身瘦如柴) 쑥 같이 빠질 때(枯瘦如蒿) 조화롭게 보하고(調補), 소화기계를 따뜻하게 하여 양기를 돕고(溫中助陽), 충을 죽이고(殺蟲), 습기를 마르게 하고 탁한 기운을 없애며(燥濕化濁), 풍비, 한비, 습비를 제거한다(除風寒濕痹). 장기를 윤택하게 하며(潤臟腑), 소화기계를 돕고(調中和胃), 혈에 생긴 종독을 없앤다(消血腫毒).

❖ Traditional Chinese medicine composition for treating and/or preventing Acquired Immune Deficiency Syndrome (AIDS) and preparation method thereof

출원번호: CN 102641403 A

출원일자: 2012년 8월 22일

【처방】 冬蟲夏草, 金銀花, 魚腥草, 丹蔘, 銀杏果, 陳皮, 蘆薈
(동충하초) (금은화) (어성초) (단삼) (은행과) (진피) (노회)

【주치】 HIV의 예방과 치료에 활용하며, 면역력을 높인다.

❖ Medicine for treating AIDS and preparation method thereof

출원번호: CN 102727791 A

출원일자: 2012년 10월 17일

【처방】 土茯苓, 金銀花, 天花粉, 夏枯草, 苦蔘, 七葉一枝花, 仙靈脾,
(토복령) (금은화) (천화분) (하고초) (고삼) (칠엽일지화) (선령비)

紫草, 白茅根, 地骨皮, 豬苓, 薏苡仁, 木瓜, 澤瀉, 車前子,
(자초) (백모근) (지골피) (저령) (의이인) (목과) (택사) (차전자)

白鮮皮, 生甘草
(백선피) (생감초)

【효능】 폐장에 습열이 쌓여 생긴 독을 없애고(淸除肺臟 濕熱邪毒), 수분 배출을 도와 습을 조절하여 소화기계를 튼튼하게 한다(利水化濕 健運脾胃).

【주치】 HIV 복제를 억제하며, 면역력을 높인다.

❖ Chinese herbal preparation for adjuvant therapy of AIDS and production method of same

출원번호: CN 102755442 A

출원일자: 2012년 10월 31일

【처방】紅蔘, 白朮, 白芍藥, 當歸, 生地黃, 丹蔘, 白花蛇舌草,

茯苓, 淫羊藿, 枸杞子, 靈芝

【주치】HIV에 대한 저항력을 높여주며, AIDS 환자의 피로, 소화불량, 식욕부진, 짧은 호흡, 요통을 치료한다.

❖ Formula for treating AIDS through using Chinese herbal medicines

출원번호: CN 102920949 A

출원일자: 2013년 2월 13일

【처방】萆薢, 薏苡仁, 楊梅樹, 益母草, 從毛須, 三毛刺, 石菖蒲

❖ Traditional Chinese medicine composition for treating HIV and preparation method thereof

특허번호: CN 102389509 B

특허일자: 2013년 7월 31일

【처방】熟大黃, 茯苓, 鴨跖草, 香附子, 陳皮, 桑白皮, 炒扁豆, 生甘草

【주치】AIDS 증상을 개선하고, ART의 부작용을 줄이며, 삶의 질을 높인다.

❖ Compound Chinese herbal medicine capsule for treating and killing human immunodeficiency virus and preparation method

특허번호: CN 102743585 B

특허일자: 2013년 9월 18일

【처방】茯神, 膽南星, 大黃, 蜣螂, 穿心蓮, 山豆根, 金銀花, 白花蛇舌草,

黃精, 麝香

【주치】HIV를 없애기 위해 사용하며, 무증후기와 증후기에 모두 사용한다.

❖ Composition for preventing and treating aids and preparation method thereof

국제출원번호: PCT/CN2013/000620

국제출원일자: 2013년 12월 5일

【처방】靈芝, 西洋蔘, 冬蟲夏草에 혹 玫瑰花, 靈芝包子粉, 太子蔘,

黨蔘, 黃芪를 더한다

【주치】HIV-RNA를 줄여주고, CD4 세포를 높이며, 면역력을 증강시킨다. 장복한다.

❖ Pharmaceutical composition for treating AIDS, preparation method therefor and use thereof

국제출원번호: PCT/CN2012/078065

국제출원일자: 2014년 1월 3일

【처방】熟附子, 淫羊藿, 乾薑, 甘草, 人蔘, 丹蔘, 虎杖根, 茯苓, 黃柏, 黃芩

【주치】CD4 세포 수를 높이며, AIDS 증상을 치료한다.

❖ Traditional Chinese medicine for adjuvant therapy of aids

출원번호: CN 103495022 A

출원일자: 2014년 1월 8일

【처방】人蔘, 麥門冬, 五味子, 懷山藥, 枸杞子, 牧丹皮, 茯苓, 扶芳藤

【효능】음기를 길러서 열을 없애고(養陰淸熱), 비장을 튼튼하게 하고 기를 더한다(健脾益氣).

【주치】CD4 세포 수를 높인다. AIDS의 보조 치료제로 피로, 어지럼증, 입마름, 설사, 식욕부진, 변비, 스트레스, 불면 등을 치료한다.

❖ Traditional Chinese medicine composition for adjunctive AIDS treatment and applications thereof

출원번호: CN 103784606 A

출원일자: 2014년 5월 14일

【처방】 黃芪, 地骨皮, 梔子

【효능】 열을 없애고 독을 풀며(淸熱解毒), 독을 배출하고 어혈을 제거하여(排膿祛瘀) 온독(溫毒)의 나쁜 열이 폐장을 막고(邪熱壅肺) 영분까지 침입한 증(熱入營陰證)을 치료한다.

【주치】 AIDS의 보조 치료제로 ART의 부작용을 줄이고, 면역력을 높이며, 관련 증상을 치료한다.

❖ Traditional Chinese medicine preparation for assisting to treat aids (Acquired Immune Deficiency Syndrome)

출원번호: CN 103784842 A

출원일자: 2014년 5월 14일

【처방】 黨蔘, 黃芪, 知母, 天花粉, 黃芩, 草果, 蒼朮, 生薏苡仁, 白殭蠶, 蟬退, 紫花地丁, 赤芍藥, 當歸, 枸杞子, 仙靈脾

【주치】 AIDS의 보조 치료제로 체중감소, 피로, 미열, 자한(自汗), 도한(盜汗), 연주창, 설사, 기침, 거품 가래, 피부 발진, 스트레스를 치료한다.

❖ Formula of special-effect traditional Chinese medicine for treating AIDS (acquired immune deficiency syndrome) and preparation method thereof

출원번호: CN 103830708 A

출원일자: 2014년 6월 4일

【처방】艾力康膠囊: 靈芝包子粉, 紫花地丁, 天花粉, 忍冬藤, 紫草,

夏枯草, 穿心蓮, 海藻, 黃連, 仙靈脾, 半枝蓮, 白花蛇舌草,

連翹, 重樓, 人蔘, 黃芪, 丹蔘, 當歸, 玫瑰花, 熟地黃,

冬蟲夏草, 乾薑, 肉桂, 蒲公英, 五味子

【주치】HIV-RNA를 줄이고, CD4 세포 수를 높이며, 면역력을 개선한다. 장복한다.

❖ Herbal cuisine for curing AIDS

출원번호: CN 104096165 A

출원일자: 2014년 10월 15일

【처방】鬱金, 白朮, 珍珠, 山黃芪, 穿心蓮, 人工牛黃, 靈芝,

水蛭, 黑螞蟻, 甘草, 白花蛇舌草, 金銀花, 岩黃連,

蒲公英, 連翹, 天門冬, 麥門冬, 鮮生地黃

❖ Traditional Chinese medicine for treating AIDS

출원번호: CN 104096166 A

출원일자: 2014년 10월 15일

【처방】 鬱金, 山蔘須, 珍珠, 山黃芪, 鬼箭羽, 人工牛黃, 天山雪蓮,

水蛭, 黑螞蟻, 竹蛇, 甘草

❖ Medicine composition for improving adverse reactions of digestive system in antiviral therapy of AIDS

출원번호: CN 104274687 A

출원일자: 2015년 1월 14일

【처방】 黃芪, 白芍藥, 白朮, 麥門冬, 佛手, 陳皮, 枳殼

【주치】 ART 진행 중에 발생한 소화불량을 치료한다. CD4 세포 수를 높이고, 면역력을 개선한다.

❖ Traditional Chinese medicine treating AIDS

출원번호: CN 104337891 A

출원일자: 2015년 2월 11일

【처방】 藿香, 黑豆, 野麻子, 葫蘆肉, 甘草, 英英茱, 黃連, 鷄屎皮

【주치】 CD4 세포 수를 높이고, 기회감염을 줄이며, 삶의 질을 높인다.

❖ Traditional Chinese medicine composition for alleviating gastrointestinal adverse reaction caused by AIDS (Acquired Immune Deficiency Syndrome) antiviral drug

출원번호: CN 104587180 A

출원일자: 2015년 5월 6일

【처방】 茯苓, 山楂, 陳皮, 白朮, 柴胡, 黃芪, 枳殻, 白芍藥, 麥門冬
   (복령) (산사) (진피) (백출) (시호) (황기) (지각) (백작약) (맥문동)

【주치】 ART 진행 중에 발생한 소화불량을 치료한다. CD4 세포 수를 높이고, 면역력을 개선한다.

❖ Traditional Chinese medicine composition for relieving hepatic and renal function injuries caused by antiviral medicines for AIDS

출원번호: CN 104666992 A

출원일자: 2015년 6월 3일

【처방】 牧丹皮, 山藥, 茯苓, 白朮, 龍膽, 黃芪, 當歸, 白芍藥, 玉米鬚
   (목단피) (산약) (복령) (백출) (용담) (황기) (당귀) (백작약) (옥미수)

【주치】 ART 진행 중에 발생한 간장과 신장의 손상을 치료한다.

❖ Pharmaceutical composition for treating acquired immune deficiency syndrome and method for preparing the same

국제출원번호: PCT/CN2013/091013

국제출원일자: 2015년 7월 9일

【처방】 冬蟲夏草, 乾地黃, 斑猫, 知母

【효능】 뼈로부터 병을 논하고(從骨論病), 뼈로부터 병을 다스린
다(從骨治病)는 이론에 따라 공격과 보하는 것을 겸하여
서 병(病邪)이 머물 곳이 없게 한다. 나쁜 것을 제거하면
서 바른 것을 손상하지 않는(祛邪不傷正), 바른 것을 돕
고 나쁜 것을 제거하는(扶正祛邪) 방법이다. 골수염, 골
종양을 치료하는 여러 처방에서 개발하였다.

❖ Traditional Chinese medicine composition for adjuvant treatment
of AIDS immune function reconstruction insufficiency
출원번호: CN 105031302 A
출원일자: 2015년 11월 11일

【처방】 鐵皮石斛, 蘇木, 白扁豆, 胡蘆巴, 雄蠶蛹, 天日紅, 矮地茶,

桑椹子, 石榴皮, 續斷, 沙苑子, 合歡皮, 茯苓

【효능】 음을 길러 신장을 보하고(滋陰補腎), 소화기계를 튼튼하
게 하며(健脾養胃), 폐장의 독을 제거하고(祛肺毒), 담으
로 뭉친 것을 흩으며(散痰結), 신장의 양기를 보하고(補
腎壯陽氣), 정신을 안정시키며(鎭靜安神), 원기를 북돋운
다(培補元氣).

【주치】 CD4 세포 수를 높이고, 면역력을 개선한다.

❖ Traditional Chinese medicine composition for resisting AIDS, preparation method and application thereof

출원번호: CN 105031463 A

출원일자: 2015년 11월 11일

【처방】丹蔘(단삼), 北芪(북기), 人蔘(인삼), 升麻(승마), 山慈姑(산자고), 夏枯草(하고초), 虎杖根(호장근), 萹蓄(편축),

半邊蓮(반변련), 紫花地丁(자화지정), 鬼針草(귀침초), 見腫消(견종소)

【효능】약간 독을 풀고(輕度解毒), 기혈을 보하며(補益氣血), 바른 것을 돕고 근본을 굳건하게 한다(扶正固本).

【주치】면역력을 높이고, 병의 진행을 늦추며, AIDS 관련 증상을 개선한다.

❖ Anti-AIDS (Acquired Immune Deficiency Syndrome) traditional Chinese medicine preparation and preparation method

출원번호: CN 105106868 A

출원일자: 2015년 12월 2일

【처방】金銀花(금은화), 連翹(연교), 土茯苓(토복령), 夏枯草(하고초), 鬱金(울금), 益母草(익모초), 巴戟天(파극천), 麥門冬(맥문동),

淡豆豉(담두시), 牛黃(우황), 竹節草(죽절초), 蟾酥(섬소), 蜈蚣(오공)

【주치】면역력을 높이고, 항염 효과가 있으며 AIDS의 발열을 치료한다.

❖ Traditional Chinese medicine composition for treating AIDS and preparation method thereof

출원번호: CN 105250977 A

출원일자: 2016년 1월 20일

【처방】 白瑞香皮^{백서향피}, 五味子^{오미자}, 靈芝^{영지}, 生薑^{생강}, 巴戟天^{파극천}, 甘草^{감초}

【효능】 풍과 습을 제거하고(祛風除濕), 신장의 양기를 따뜻하게 보하며(溫補腎陽), 신장을 보하여 인대를 강하게 하며(補腎强筋), 열을 없애고 독을 푼다(淸熱解毒).

【주치】 AIDS 증상을 치료한다.

❖ Chinese herb preparation for treating Aids and preparing method of Chinese herb preparation

출원번호: CN 105663364 A

출원일자: 2016년 6월 15일

【처방】 柚子葉^{유자엽}, 蛇莓^{사매}, 當歸^{당귀}, 黃芪^{황기}, 甘草^{감초}, 鯽魚膽^{즉어담}

【효능】 열을 없애고 독을 풀며(淸熱解毒), 바른 것을 붙들고 근본을 북돋우며(扶正培本), 비장을 강하게 하여 습을 다스리고(健脾化濕), 기를 더하고 혈을 기른다(益氣養血).

❖ Traditional Chinese medicine composition for treating AIDS and preparation method thereof

출원번호: CN 105770431 A

출원일자: 2016년 7월 20일

【처방】桑葉, 白菊花, 黃芪, 麥門冬, 金銀花, 制黃精, 甘草, 紫蘇葉,
茯苓, 仙鶴草, 魚腥草, 蒲公英, 鷄內金, 黃芩

【효능】HIV-RNA를 줄이고, 면역력을 높인다. 염증, 알러지, 소화기계 기능 약화에 사용하며, 체내 독소 배출을 돕는다.

❖ A kind of Chinese medicine compound prescription of auxiliary treatment AIDS and preparation method thereof

출원번호: CN 107582631 A

출원일자: 2018년 1월 16일

【처방】貫葉金絲桃, 桑白皮, 黃芪, 甘草,

【효능】열을 없애고 나쁜 것을 제거하며(淸熱祛邪), 바른 것을 붙들고 근본을 굳건하게 한다(扶正固本).

【주치】AIDS 보조 치료제로 면역력을 높이고, 조혈 기능이 있다.

❖ Medicine for Chinese traditional treatment of AIDS

출원번호: CN 107617065 A

출원번호: 2018년 1월 23일

【처방】辣椒, 黃芩, 桑白皮, 知母, 魚腥草, 蘇子, 杏仁, 天竺黃
(랄초) (황금) (상백피) (지모) (어성초) (소자) (행인) (천축황)

❖ It is a kind of to treat AIDS Digestive Chinese medicine composition

출원번호: CN 108079274 A

출원일자: 2018년 5월 29일

【처방】大腹皮, 熟地黃, 泡薑, 麥門冬, 補骨脂, 黨蔘, 生白朮, 茯苓,
(대복피) (숙지황) (포강) (맥문동) (보골지) (당삼) (생백출) (복령)

炙甘草, 附子, 烏藥, 蓽澄茄, 半夏, 生黃芪, 陳皮
(자감초) (부자) (오약) (필징가) (반하) (생황기) (진피)

❖ It is a kind of to treat AIDS skin system Chinese medicine composition

출원번호: CN 108186946 A

출원일자: 2018년 6월 22일

【처방】金銀花, 紫花地丁, 淡黃芩, 牧丹皮, 天花粉, 生黃芪, 車前草,
(금은화) (자화지정) (담황금) (목단피) (천화분) (생황기) (차전초)

茵蔯, 金錢草, 土茯苓, 生白朮, 天黃蓮, 赤芍藥, 射干, 野菊花
(인진) (금전초) (토복령) (생백출) (천황련) (적작약) (사간) (야국화)

【효능】열이 안으로 들어와 혈을 마르게 하고(熱入贏血), 풍열과 습으로

생긴 외감(外感風熱內, 濕內)을 치료한다.

【주치】AIDS 환자의 단독, 고열, 신혼(神昏), 만성 구진, 대상포진, 구강

및 안부 점막 염증 및 궤양; 여러 종류(腫瘤), 현훈, 인후부 건조

❖ A kind of Chinese medicine composition that treating AIDS, preparation method and application

출원번호: CN 108635464 A

출원일자: 2018년 10월 12일

【처방】 枸杞子, 淫羊藿, 黃芪, 黃芩, 人蔘, 鹿茸, 柳樹樹乾

구기자, 음양곽, 황기, 황금, 인삼, 녹용, 류수수건

【효능】 음을 기르고 열을 없애며(滋陰淸熱), 기를 더하고 혈을 보하며(益氣補血), 간장과 신장을 기르고 보한다(滋補肝腎).

【주치】 CD4 세포 수를 높인다.

❖ A kind of Chinese medicine composition and preparation method for treating AIDS

출원번호: CN 108704064 A

출원일자: 2018년 10월 26일

【처방】 甘草, 柴胡, 黃精, 天花粉, 紫花地丁, 金銀花, 穿心蓮,

감초, 시호, 황정, 천화분, 자화지정, 금은화, 천심련,

黃芩, 靈芝

황금, 영지

【주치】 면역력을 높인다.

❖ Treat the Chinese medicine composition and its preparation method and application of AIDS

출원번호: CN 108721486 A

출원일자: 2018년 11월 2일

【처방】貝母, 虎杖根, 龍膽草, 檳榔, 明礬, 蜂蜜, 紫草, 露蜂房, 茵蔯, 連翹, 板藍根

【효능】폐장에 열로 생긴 독을 없애고(瀉肺淸熱解毒), 기를 보하고 혈액을 순환시켜 어혈을 없앤다(益氣活血化瘀). 맑게 하면서도 바른 것을 상하게 하지 않고, 보하면서도 나쁜 것이 머물지 않게 하는 것을(淸不傷正, 補不留邪) 목표로 한다.

【주치】HIV-RNA를 줄이고, 면역력을 높이며, HIV 감염인의 간장 및 신장의 기능을 개선한다.

❖ It is a kind of for treating the Chinese medicine composition of AIDS

출원번호: CN 108815494 A

출원일자: 2018년 11월 16일

【처방】肉蓯蓉, 何首烏, 杜沖, 補骨脂, 地黃, 黃芪, 甘草, 黃柏, 乾薑, 丁香, 淫羊藿

【주치】HIV-RNA를 줄이고 CD4 세포 수를 높이며, 면역력을 개선한다.

❖ A kind of Chinese traditional medicine composition oral agents for treating AIDS

출원번호: CN 109078114 A

출원일자: 2018년 12월 15일

【처방】蘇木, 月季花, 膽南星, 丹蔘, 山慈姑, 烏歛, 長春草, 當歸,

魚腥草, 仙鶴草, 腫節風, 苦蔘, 沙蔘, 黃連, 肉桂, 山豆根,

川芎, 牛膝, 吳茱萸, 白鮮皮, 白殭蠶, 蟬退, 石榴皮, 茵陳,

土元, 大黃, 甘草

【주치】HIV의 복제를 억제하며, 면역력을 높인다. 단순 헤르페스, 발진, 편평 사마귀를 치료하며, 탈모와 안색에 도움이 된다.

❖ A kind for the treatment of Traditional Chinese medicine liniment of AIDS and preparation method thereof

출원번호: CN 109010592 A

출원일자: 2018년 12월 18일

【처방】當歸, 黃芪, 藏紅花, 生野蔘, 朱砂, 麥門冬, 茯苓, 柴胡, 朝川椒,

麝香, 黃連, 金銀花, 半枝蓮, 靈芝草, 水牛角, 生地黃, 丹蔘,

牛黃, 白朮, 山藥, 木香, 枸杞子

【효능】근본을 굳건히 하고 바른 것을 도우며(固本扶正), 열을 없

❖ A kind of Chinese medicine composition of anti-AIDS

출원번호: CN 109248221 A

출원일자: 2019년 1월 22일

【처방】 訶子, 人蔘, 棘豆, 蔓菁, 當歸, 熟地黃
(가자) (인삼) (극두) (만청) (당귀) (숙지황)

【효능】 열을 없애고 독을 풀며(淸熱解毒), 혈액을 보하고 순화시키며 (滋補活血), 나쁜 것은 제거하고 바른 것을 돕는다(祛邪扶正).

【주치】 AIDS의 여러 단계에서 감염인에게 사용한다.

❖ A kind of herbal mixture and preparation method thereof that can improve AIDS disease symptoms

출원번호: CN 109498774 A

출원일자: 2019년 3월 22일

【처방】 黃芪, 當歸, 白朮, 茯苓, 甘草, 砂仁, 牧丹皮, 麥門冬, 白芍藥,
(황기) (당귀) (백출) (복령) (감초) (사인) (목단피) (맥문동) (백작약)

五味子, 人蔘
(오미자) (인삼)

【효능】 독을 풀고(解毒), 기혈을 보하며(補益氣血), 바른 것을 붙 들고 근본을 굳건하게 한다(扶正固本).

【주치】 면역력을 개선하고, CD4 세포 수를 높인다.

❖ A kind of compound Chinese medicine mixture of anti AIDS virus and preparation method thereof

출원번호: CN 109549982 A

출원일자: 2019년 4월 2일

【처방】生黃芪, 紅蔘, 鹿茸, 黃芩, 紅花, 白芍藥, 靈芝, 大血藤,

魚腥草, 天花粉, 續斷, 甘草, 蜂蜜

【효능】양기가 허약할 때(陽氣虛弱) 원기를 크게 보하며(大補元氣), 정혈을 기르고(益精血), 혈액을 순환시켜 어혈을 없애며(活血化瘀), 간장과 신장을 보한다(補肝腎).

【주치】면역력을 높이고, AIDS 증상을 치료한다.

IV

임상

1. 국가 통합의학

연구는 임상을 돕고, 임상은 연구를 돕는다. 연구와 임상 모두 치료라는 한 가지를 목표로 한다. 임상과 연구는 상호 보완적으로 치료를 고도화시킨다. 항HIV 효과가 있는 천연물을 임상에 적용 가능한 새로운 치료법으로 전환하고 동시에 임상에서 얻어진 새로운 관찰이 기초연구를 추진한다.

임상은 현장이다. 의사와 환자가 객관적 지표와 주관적 증상을 얘기하면서 그 해결 방법을 찾아간다. 이러한 경험의 축적은 소중한 지혜가 된다. 경험을 통해 배운다는 측면에서 국가중의약관리국(國家中醫藥管理局)에서 2004년부터 개시한 AIDS 무료 통합치료 프로그램(National Free TCM Pilot Program, 이하 NFTPP)을 살펴볼 필요가 있다.

국가중의약관리국(國家中醫藥管理局)은 2004년에 5개 성(省)에서 HIV/AIDS에 무료로 중의약 치료를 제공하는 프로그램을 개시하였다. 그리고 이어서 19개의 성(省), 자치구(自治區), 시(市)로 확대 실시되었다. 이 프로그램을 통해 2004년부터 2014년까지 총 26,276명의 HIV 감염인이 현대 의학과 중의약 통합의학 치료를 받을 수 있었다.

통합의학은 전 세계적인 추세로 WHO에서도 한의학 등을 담당하는 부서가 이전의 전통의약(traditional medicine) 부서에서 전통보완의학(traditional and complementary medicine)으로 바뀌었었고, 최근에는 전통보완통합의학(traditional complementary and integrative medicine) 부서로 변경되었다. 미국 정부 부처도 기존 국가보완대체의학센터에서 최근에 국가보완통합의학센터로 변경하였다. 한의약은 전통적으로 내려오는 지식과 이를 기초로 하여 과학적으로 응용·개발한 것을 환자의 상황에 맞게 최적으로 선택하고, 의과와 한의과의 협진도 활발해지고 있으므로 통합의학 범주로 이해하는 것이 맞다.

국가중의약관리국(國家中醫藥管理局)은 중국중의과학원(中國中醫科學院) 산하에 '중의약 AIDS 예방 및 치료 연구 센터(中醫藥防治艾滋病研究中心)'를 설립하여 AIDS 통합의학 치료를 총괄하게 하였다. NFTPP를 통해 중의약 통합치료를 받을 사람을 선정한 기준은 다음과 같았다.

- HIV 감염인으로 처음 치료를 시작하는 경우
- ART의 부작용을 경험한 경우
- 기회감염 환자
- 면역력 기능이 회복이 안 되는 경우
- 삶의 질이 저하된 경우
- 자발적 의사로 참여한 경우
- 임신부와 어린아이는 제외

'중의약 AIDS 예방 및 치료 연구 센터(中醫藥防治艾滋病研究中心)'에서는 위와 같은 기준으로 선정된 분들의 혈액 검사, 임상 경과, 사망률, 삶의 질 수치 등의 정보를 수집하고 분석하였다. HIV 감염인이 중의약 통합치료를 받은 이유로는 1) 면역력 강화, 2) 관련 증상의 개선, 3) 삶의 질 개선, 그리고 4) 현대 의약의 부작용 완화로 꼽을 수 있다.[25]

가. 면역력 강화

Wang 등[26]은 중의약 통합치료를 하는 HIV 감염인의 CD4 세포 수를 3년 동안 연구하였다. 연구를 시작할 때(0개월)부터 매 6개월씩 총 7번 수치를 측정하였다. 3년의 추적 관찰 결과 CD4 세포 수는 6개월과 12개월 때 안정적으로 유지되었다가 18개월, 24개월, 30개월 때 상당히 낮아졌고, 36개월 때는 다시 초기 수치로 회복하였다. 수치상의 구분으로는 CD4 세포 수가 200/㎣ 미만인 환자에게 HAART와 중의약 통합치료의 경우에는 매 회차 유의하게 증가하였고, 200~350/㎣인 환자의 경우는 36개월 동안 안정적으로 유지되다가 이후 유의하게 증가하였으며, 350/㎣를 초과한 환자의 경우는 매 회차 유의하게 감소하였다.

Wang 등[27]은 CD4 세포 수를 84개월 동안 추적 관찰한 연구결

25) ZOU Wen, WANG Jian, and LIU Ying. Effect of Traditional Chinese Medicine for Treating Human Immunodeficiency Virus Infections and Acquired Immune Deficiency Syndrome: Boosting Immune and Alleviating Symptoms. Chin. J. Integr. Med. 2016;22:3-8

26) Jian Wang, Wen Zou, Ying Liu, Liran Xu, Fang Lu, Yuguang Wang, Guoliang Zhang, Jiaming Lu, Jun Zhou. Assessing the effect of traditional Chinese medicine on CD4+ lymphocyte count of 807 HIV/AIDS cases. J. Biomedical Science and Engineering. 2010;3:833-836

27) Jian Wang, Biyan Liang, Xiaoping Zhang, Liran Xu, Xin Deng, Xiuhui Li, Lu Fang, Xinghua Tan, Yuxiang Mao, Guoliang Zhang, Yuguang Wang. An 84-month observational study of the change in CD4 T-lymphocyte cell count of 110 HIV/AIDS patients treated with traditional Chinese medicine. Front. Med. 2014;8(3):362-367

과도 발표하였다. HIV 감염인 110명의 CD4 세포 수를 연구를 시작할 때(0개월), 12개월, 36개월, 60개월, 84개월 총 다섯 번 측정하였다. 이 연구는 중의약 통합치료가 CD4 세포 수를 유지하거나, 감소하는 것을 지연시킬 수 있다고 결론지었다. 세부적인 설명으로는 CD4 세포 수가 200/㎣ 이하인 환자에게 HAART와 중의약 통합치료를 했을 때는 CD4 세포 수가 증가하였고, 201~350/㎣인 환자에서는 중의약이 CD4 세포 수를 증가시켰으며, 351~500/㎣이거나 500/㎣를 넘는 환자에서는 중의약 처방이 CD4 세포 수를 유지하거나, 감소를 지연시켰다.

나. 관련 증상의 개선

Jian 등[28]은 중성약(中成藥)과 anticandine이 구강칸디다증에 미치는 효과를 비교 연구하였다. 이 연구에서는 중성약 치료군, anticandine 치료군, 대조군을 나누어서 비교 연구하였고, 중성약 치료군에서 구강칸디다증의 개선을 확인하였다.

다. 삶의 질 개선

Xu 등[29]은 무증후기 HIV 감염인 1,200명의 삶의 질을 18개월 동안 관찰하였다. ProQOL과 WHOQOL-HIV-BREF를 통해 평가한

28) Jian F, Wei SH, Peng B, Guo HJ, Wang DN, Xue XL., et al. Effect of Xiaomi granule in treating 40 patients of HIV/AIDS oral candidiasis. Zhongguo Zhong Xi Yi Jie He Za Zhi. 2009;29(12):1117-1119

29) Xu LR, Yang XP, Guo HJ, Tu JW, Deng X, Liu CE, Lun WH, Wang JW, Wang JR, Tan XH, Fang L. Study on quality of life of asymptomatic HIV infected persons with traditional Chinese medicine. Zhongguo Zhong Yao Za Zhi. 2013;38(15):2480-2483

결과 중의약 치료군에서 삶의 질이 유의하게 높게 나왔다.

라. 현대 의약의 부작용 완화

Jiang 등[30]은 HAART에서 발생하는 백혈구감소증에 중성약(中成藥)이 미치는 효과를 연구하였다. 총 58명의 환자에게 6개월 동안 중성약을 복용시킨 결과 치료군에서 백혈구감소증의 호전이 확인되었다.

Jin 등[31]은 2004년부터 2012년까지 중의약 통합치료를 받은 1,442명과 현대 의약 단독 치료를 받은 1,787명에 대한 후향코호트연구를 진행하였다. 이 연구에서 통합치료를 받은 환자군의 사망률은 2.97/100인년(人年)이었고, 단독 치료 환자군에서는 3.79/100인년이었다. 총 8년의 기간 동안 통합치료 환자군의 생존율은 <표 3>과 같다.

<표 3> 중의약 현대 의학 통합의학 치료 AIDS 환자군의 누적 생존율 비교

	1년	5년	8년
통합치료군 누적생존율	97.3%	84.5%	78.5%
단독 치료군 누적생존율	96.1%	80.5%	74%

8년간의 후향적코호트연구 결과 통합치료 환자군의 누적 생존율

---

30) JIANG Shi-qing, SUN Hong-xin, XU Ying-min, JIANG Yan-ling, PEI Jun-wen, and WANG Hong-ling. Effects of Jingyuankang Capsules on Leukocyte Level in AIDS Patients. Journal of Traditional Chinese Medicine. 2011;31(1):32-35

31) Yantao Jin, Huijun Guo, Xin Wang, Xiumin Chen, Ziqiang Jiang, Guanpeng Hu, Jianghong Hou, Shiqing Jiang, Xiaoping Yang, Ying Liu, Liran Xu and Ning Wang. Traditional Chinese Medicine Could Increase the Survival of People Living with HIV in Rural Central China: A Retrospective Cohort Study, 2004 – 2012. The American Journal of Chinese Medicine. 2014;42(6):1333-1344

이 78.5%로 현대 의약 단독 치료군의 누적 생존율 74%보다 유의하게 높았다.

2. 증(證)의 연구

국가 차원의 프로젝트가 진행되면 다양한 연구결과가 축적된다. 한의학은 질병의 원인과 증상을 포괄하는 증(證, pattern)을 구분하여 치료한다(辨證施治). '중의약 AIDS 예방 및 치료 연구 센터'에서 10여 년 넘게 3만 명 가까이 축적된 치료 데이터를 기반으로 HIV/AIDS의 증(證) 연구를 발표하였다.

Li 등[32])은 1989년부터 2009년까지 출간된 221편의 이론연구, 실험연구, 변증(辨證) 연구에 기재된 증(證)을 분석하였다. HIV/AIDS와 관련된 기본 증(證)으로는 '비장과 신장의 양기가 허한 증(脾腎陽虛證)', '병사의 독이 극심한 증(邪毒熾盛證)', '기와 음이 모두 허한 증(氣陰兩虛證)', '기와 혈이 모두 허한 증(氣血兩虛證)', '소화기계의 기가 허한 증(脾胃氣虛證)', '소화기계의 양기가 허한 증(脾胃陽虛證)', '어혈로 저리고 막히는 증(瘀血痺阻證)', '담열이 안에서 요동하는 증(痰熱內擾證)', '습열이 안에 쌓인 증(濕熱內蘊證)', '비장과 폐장의 기가 허한 증(脾肺氣虛證)'이다. 이러한 기초연구를 시작으로 더 많은 정보가 체계적으로 축적된다.

---

32) 李自力, 赵蒨, 陈希. 艾滋病证型诊治研究. 山东中医杂志. 2011;30(3)

Jiang 등[33])은 2004년부터 2008년까지 입원환자 708명의 증(證)을 연구한 결과 기회감염 중 호흡기계통 39.9%, 소화기계통 33%, 신경계통 7.1%로 나타났고, 증(證)은 허증(虛證)이 50%, 실증(實證)이 28.3%, 허실(虛實)이 섞인 경우가 21.7%로 나타났다.

Su Chenglian은 AIDS 증후기 및 기회감염의 증(證)을 연구하였다.

가. AIDS 증후기의 증(證)

1) 기가 막히고 어혈이 생긴 경우(氣滯血瘀)
   【치법】혈액을 순환시키고 어혈을 없애며(活血化瘀), 기를 조리하여 뭉친 것을 푼다(理氣散結).
   【처방】膈下逐瘀湯에 가감한다. (桃仁, 紅花, 當歸, 川芎, 赤芍藥,
   五靈脂, 元胡, 香附子, 甘草)

2) 담열이 폐에 쌓인 경우(痰熱壅肺)
   【치법】열을 없애고 담을 삭히며(淸熱化痰), 폐를 펴서 천증을 푼다 (理氣散結).
   【처방】淸氣化痰湯과 百合固金湯을 합하고 가감한다. (半夏,
   杏仁, 陳皮, 瓜蔞仁, 黃芩, 枳實, 茯苓, 桑白皮, 生地黃,
   貝母, 百合, 當歸, 白芍藥, 元蔘, 桔梗, 麥門冬, 甘草)

---

33) 姜枫, 李真, 吳华, 郭会军, 郭长河, 蔣自强, 刘战国, 陈秀敏, 雷颂, 朱梅, 刘静静, 田爱玲. 708 例 艾滋病住院患者中医证治分析. 中医杂志. 2011;52(2)

3) 담이 탁하고 뭉친 경우(痰濁結聚)

【치법】담음이 딱딱해진 것을 삭히고 뭉친 것을 푼다(化痰軟堅散結).

【처방】消瘰丸에 가감한다 (元蔘, 牡蠣, 貝母, 半夏, 山慈姑, 夏枯草,

白殭蠶, 海藻, 白芥子, 天南星, 白花蛇舌草, 黃藥子 등)

4) 습열이 막히고 쌓인 경우(濕熱壅盛)

【치법】열을 없애고 습을 뺀다(淸熱利濕).

【처방】甘露消毒丹에 가감한다 (茵陳, 滑石, 黃芩, 貝母, 木香,

藿香, 連翹, 射干, 栢子仁)

5) 열이 심하고 담이 막힌 경우(熱盛痰蒙)

【치법】열을 없애고 담을 삭히며(淸熱化痰), 담을 쪼개고 구
멍을 뚫는다(豁痰開竅).

【치법】安宮牛黃丸 혹 鉤藤飮 (釣鉤藤, 天麻, 羚羊角, 全蝎,

人蔘, 甘草) 가감

나. AIDS 기회감염의 증(證)

1) 피부의 결절과 종대

【치법】양기를 따뜻하게 하고 기를 더하며(溫陽益氣), 농을
배출한다(托里排膿).

【처방】陽和湯에 四妙勇安湯을 합한다. (麻黃, 肉桂, 鹿角膠, 熟地黃, 薑炭´ 白芥子, 甘草, 元蔘, 當歸, 金銀花)

【주의】단순히 열을 없애고 독을 푸는 차갑고 쓴 성질의 약을 쓰지 않는다.

2) 포진

가) 간의 경락에 풍화가 있는 경우(肝經風火)

【치법】간장과 담의 실화를 빼고(瀉肝膽實火), 겸하여 열을 없애고 습을 배출한다(兼以清熱利濕).

【처방】龍膽瀉肝湯에 가감한다. (龍膽草, 黃芩, 梔子, 澤瀉, 木香, 車前子, 柴胡, 生地黃, 當歸, 甘草)

나) 습으로 인한 독이 쌓이고 뭉친 경우(濕毒蘊結)

【치법】비장을 튼튼하게 하여 습을 배출하고(健脾利濕), 열을 없애고 독을 푼다(清熱解毒).

【처방】蔘苓白朮散에 胃苓湯을 합하여 가감한다. (黨蔘, 白朮, 茯苓, 懷山藥, 扁豆, 薏苡仁, 半夏, 陳皮, 豬苓, 澤瀉, 滑石, 梔子, 木香, 厚朴, 蒼朮, 燈心草, 甘草)

3) 카포시육종

【치법】 혈액을 순환시켜 어혈을 없애며(活血化瘀), 독을 풀고 뭉친 것을 흩는다(解毒散結).

【처방】 消瘰丸에 解毒化瘀湯을 합하여 가감한다. (元蔘, 煅牡蠣, 貝母, 乳香, 沒藥, 丹蔘, 赤芍藥, 連翹, 銀花, 鷄血藤, 牧丹皮, 白花蛇舌草, 土茯苓)

4) 구강궤양

가) 심장과 비장에 열이 쌓인 경우(心脾積熱)

【치법】 열을 없애고 화를 빼준다(淸熱瀉火).

【처방】 凉膈散에 가감한다. (黃芪, 黃連, 梔子, 生地黃, 麥門冬, 竹葉, 薄荷, 生甘草). 국부 외용에는 冰硼散 또는 錫類散을 사용한다.

나) 음이 허하고 위장의 화가 끓어오르는 경우(陰虛胃火上炎)

【치법】 음을 기르고 화를 내리며 위장의 열을 없앤다(滋陰降火淸胃熱).

【처방】 玉女煎에 淸心蓮子飮를 합하여 가감한다. (生地黃, 當歸, 牧丹皮, 生石膏, 升麻, 黃芪, 麥門冬, 地骨皮, 車前子, 石蓮子, 炙甘草, 茯苓, 人蔘). 국부 외용에는 冰硼散 또는 錫類散을 사용한다.

다) 소화기계의 기가 부족하고(中氣不足), 위장의 기가 쇠약해진
   경우(胃氣衰敗)

　【치법】소화기계를 보하고 기를 더한다(補中益氣).

　【처방】補中益氣湯에 가감한다. (人蔘, 黃芪, 白朮, 當歸, 陳皮,

　　　　升麻, 柴胡, 黃芩, 砂仁, 麥芽, 甘草)

5) 림프종

가) 담과 어혈이 서로 뭉친 경우(痰瘀互結)

　【치법】담을 삭히고 어혈을 제거하며(化痰祛瘀), 독을 풀고 뭉친
　　　　것을 흩는다(解毒散結).

　【처방】西黃丸에 消瘰丸을 합하여 가감한다. (元蔘, 煅牡蠣, 貝母,

　　　　乳香, 沒藥, 牛黃, 麝香, 夏枯草, 黃藥子´蚤休, 制南星´

　　　　人蔘, 黃芪, 當歸)

나) 기가 막히고 담이 엉긴 경우(氣滯痰凝)

　【치법】간장의 기를 소통시키고(疏肝理氣), 담을 삭히며 뭉친 것을
　　　　흩는다(化痰散結).

　【처방】內消瘰癧丸에 가감한다. (夏枯草, 元蔘, 柴胡, 海藻, 貝母,

　　　　天花粉, 生地黃, 當歸, 桔梗, 薄荷, 甘草) 夏枯草膏 또는 猫

　　　　眼草膏를 사용할 수 있다.

6) 시력 손상

가) 탁한 병사가 위를 범한 경우(濁邪上犯)

【치법】 습을 배출하고 열을 없애며(利濕淸熱), 어혈을 제거하고 탁한 것을 다스린다(祛瘀化濁).

【처방】 三仁湯 혹 溫膽湯에 가감한다 (杏仁, 白蔲, 薏苡仁, 滑石, 厚朴, 白通草, 淡竹葉, 半夏, 茯苓, 枳實, 竹茹, 甘草)

나) 기가 막히고 어혈이 생긴 경우(氣滯血瘀)

【치법】 간장의 기를 소통시키며(疏肝理氣), 혈액을 순환시켜 어혈을 없앤다(活血化瘀).

【처방】 丹梔逍遙散에 가감한다. (柴胡, 當歸, 白芍藥, 白朮, 茯苓, 甘草, 薄荷, 生薑, 牧丹皮, 梔子, 丹蔘, 鬱金, 川芎, 茺蔚子)

다) 간장과 신장이 부족한 경우(肝腎不足)

【치법】 간장과 신장을 보한다(補益肝腎).

【처방】 杞菊地黃丸 (枸杞子, 菊花, 生地黃, 牧丹皮, 茯苓, 澤瀉, 山茱萸, 懷山藥) 혹 駐景丸 (車前子, 當歸, 熟地黃, 五味子, 枸杞子, 楮實子, 川椒, 菟絲子)에 가감한다.

라) 심장과 비장이 모두 허한 경우(心脾兩虛)

【치법】 심장을 기르고 비장을 더하며(養心益脾), 혈을 보하고 순환시킨다(補血行血).

【처방】人蔘養榮湯에 (人蔘, 白朮, 茯苓, 甘草, 生地黃, 當歸,

白芍藥, 五味子, 遠志, 陳皮) 牧丹皮, 川芎을 더 넣는다.

마) 간장의 화가 극심한 경우(肝火亢盛)

【치법】간장의 화를 없앤다(淸肝瀉火).

【처방】龍膽瀉肝湯에 가감한다. (龍膽草, 柴胡, 澤瀉, 車前子,

木香, 生地黃, 當歸尾, 梔子, 黃芩, 甘草)

Yang Fengzhen은 침구를 활용하여 CD4 세포 수치를 개선한 임상 예 266건을 정리하였다.

주된 혈 자리: 合谷, 曲池, 外關, 足三里, 關元, 氣解

배합 : 식욕부진, 체중감소: 脾俞, 胃俞, 中脘

만성설사: 天樞, 大腸俞, 上巨墟, 神闕

체온 상승: 復溜, 陰郄

기침: 中府, 肺俞, 豊隆

소양성 피부염: 膈俞, 血解

권태 피로: 肺俞, 腎俞

3. HIV/AIDS의 임상진료 지침

임상진료지침(Clinical practice guideline)은 환자를 최적으로 진료하기 위한 권고를 기술한 것으로, 관련 근거를 체계적으로 검토하고, 대안이 되는 옵션의 이득과 위해를 평가하여 개발한다. 한의약 임상의 근거 강화 및 신뢰도 제고를 위해 제3차 한의약육성발전종합계획에서 한의표준임상진료지침 개발을 주요 목표로 선정하여 추진하였다.

임상진료지침은 임상의 질(quality)을 제고하는 데 중요하다. '중의약 AIDS 예방 및 치료 연구 센터'에서 10년 넘게 축적한 임상 경험을 토대로 2016년 'AIDS (성인) 중의진료지침(艾滋病(成人) 中医诊疗方案)'을 개발한다. AIDS 통합의학 치료의 중요한 근거 점이 되기에 자세히 살펴본다.

AIDS(성인) 중의진료지침에서는 AIDS를 '역병(疫病)', '허로(虛勞)' 등의 범주에 배속하였다. 발병 기전으로는 "역독(疫毒)이 침습하면 바른 기운(正氣)을 손상되어 날이 지날수록 전신의 기혈음양(氣血陰陽)이 기능을 잃어 장기의 기능이 손상을 입어 발생한다."라고 하였다. 치료법 대강으로는 "병과 증(證)을 치료하여 바른 것을 돕고 나쁜 것을 제거하며(扶正祛邪) 증상을 개선하여, 발병을 늦추고, 병의 악화를 막고, 효과를 높인다."라고 하였다.

AIDS의 증(證)을 총 일곱 개로 제시하였다. 증(證)이 병의 진행에 따라 달라지는 측면을 제시하였다. "HIV가 인체에 침입하면, 정기와 사기(正邪)가 서로 부딪쳐 원기(元氣)가 점차 휴손되고 기혈음양(氣血陰陽)이 날로 손상되어 결국에는 비장과 신장의 양기가 허해지고(脾腎陽虛) 양의 손상이 음까지 미쳐, 음양(陰陽)이 서로 분리되어 끊긴다. 증후(證候)는 대부분 실증(實證)에서 시작하여 허실이 뒤섞인 여러 증후가 보이다가, 허증(虛證)으로 발전한다. HIV 감염되었을 때는 '폐장과 비장이 모두 허한 증(肺脾兩虛證)' 위주였다가, AIDS 환자에게는 '비장과 신장의 양기가 허한 증(脾腎陽虛證)'이 위주가 된다."

또한 증(證) 구분에서 매우 특징적인 부분은 감염 경로에 따라 증(證)이 다를 수 있다고 제시하였다. "성접촉으로 감염된 경우에는 간장이 억울되고 기가 막히고(肝鬱氣滯), 음이 허해져서 안에 열이 발생하며(陰虛內熱), 비장과 신장의 양기가 허한(脾腎陽虛) 것이 위주가 된다." "정맥주사로 감염된 경우에는 열독이 안에 쌓이고(熱毒內蘊), 기가 허해지고 어혈이 생기며(氣虛血瘀), 기와 음이 모두 허한(氣陰兩虛) 것이 위주가 된다." 그리고 "혈액 수혈로 감염된 경우에는 폐장과 비장이 모두 허해지고(肺脾兩虛), 비장과 신장의 양이 허한(脾腎陽虛) 것이 위주가 된다."라고 하였다.

HIV/AIDS의 증(證)에 대한 설명은 다음과 같다.

1) 열독이 안에 쌓이는 증(熱毒內蘊證): 38℃ 전후의 불규칙한 발열이 있고, 피부에는 홍진, 반점, 포진이 있다(통증이 심하고, 면적이 넓으며, 반복하면서 잘 낫지 않는다). 또는 구강궤양(많이 발생하고 쉽게 재발하며 면적은 넓고 잘 낫지 않는다)이나 농포

가 생기고, 체간과 사지에 결절이 생겨 붓거나 부스럼이 붉으면서 붓고 열감과 통증이 있다. 혹 누런 가래가 있는 기침을 한다. 입안이 쓰고, 구취가 있으며, 설질은 붉거나 진홍색(紅或絳)이고, 설태는 누렇고 두껍다(黃膩). 맥은 매끄럽고 빠르다(滑數). (정맥으로 감염되는 경우와 감염 초기에 비교적 많이 보인다.)

2) 간장이 억울되고 기가 막히는 증(肝鬱氣滯證): 가슴과 옆구리가 그득히 붓고(胸脇脹滿), 한숨을 잘 쉬며, 마음이 억압되어 있고, 급하여 쉽게 성을 내며, 잠을 잘 못 이루고 꿈을 많이 꾼다. 입안이 쓰고 인후부가 건조하며, 전신의 림프선이 부어오른다 (일반적으로는 1㎝에 이르며, 귀 앞뒤, 아래턱, 겨드랑이, 서혜부 등에 많이 발생한다). 여자의 경우 월경이 순조롭지 않고, 가슴이 부으면서 아프고, 아랫배가 뭉친다. 설태는 얇고 희며(薄白), 맥은 현(弦)하다. (감염 초기 중기와 성접촉으로 감염된 경우에 비교적 많이 보인다.)

3) 폐장과 비장이 모두 허한 증(肺脾兩虛證): 목소리가 작고 말이 느리며, 정신이 피곤하며 쉽게 지친다. 오랜 기침이 낫지 않고, 숨이 차고 헐떡인다. 가래의 색이 맑고 옅으며, 얼굴은 희되 밝지는 않다. 식욕부진이 있고, 밥을 적게 먹으며, 복부가 그득하고 변은 묽다. 만성 설사가 되는 경우가 많아 하루에 3번 화장실을 가기도 한다. 항생제 치료가 잘 안 듣는다. 설질은 엷으며, 설태는 희고 매끄럽다. 맥은 약하다. (수혈로 감염된 경우와 중기 후기에 비교적 많이 보인다.)

4) 기가 허해지고 어혈이 생긴 증(氣虛血瘀證): 안색이 누렇거나 어둡고, 힘이 없으며, 숨이 차고, 체간이나 사지에 고정된 통증이 있거나 종양이 있다. 오후나 밤에 열이 나고, 몸을 많이 움직였을 때 재발하거나 심해진다. 자한(自汗)이 있고, 감기에 잘 걸리며, 식사량은 적으면서 변은 묽다. 혹 탈모가 생긴다. 설질은 어둡고 붉으며, 혹은 어혈 반점이 있다. 맥은 침삽(沈澁)하다. (정맥으로 감염된 경우, C형 간염이 같이 발생한 경우 및 중기, 후기 환자

에게 비교적 많이 보인다.)

5) 음이 허해지고 안에 열이 발생한 증(陰虛內熱證): 양쪽 광대뼈 부위가 붉은색을 띠며, 몸은 마르고, 오후에 오르락내리락하는 열이 나거나 혹 밤에 열이 난다. 잠을 잘 못 이루고 도한(盜汗), 손발 가슴에 나는 열감, 가래 기침, 만성 기침, 숨이 찬다. 입안이 건조하고, 인후가 마르며, 대변은 마르고 굳으며, 소변은 노랗고 붉다. 설질은 붉고 설태는 적다. 맥은 가늘고 빠르다(細數). (결핵이 같이 발생하거나, 중기 후기에 비교적 많이 보인다.)

6) 기와 음이 모두 허한 증(氣陰兩虛證): 숨결이 약하고, 말이 느리며, 정신이 쉽게 지치고, 피곤하며, 자한(自汗), 도한(盜汗)이 있고 움직이면 더욱 심해진다. 감기에 쉽게 걸린다. 혹 입이 마르고 혀가 건조한 증상, 손발과 가슴의 부위에 열이 나는 증상이 있고, 몸이 여위며, 체중이 빠진다. 혹 가래가 적은 마른기침을 한다. 혀가 마르고 가늘어지며, 설질은 옅고, 설태는 적다. 맥은 비고 가늘고 빠르며 무력하다(虛細數無力). (중기 후기 환자에게 비교적 많이 보인다.)

7) 비장과 신장의 양이 허한 증(脾腎陽虛證): 안색이 허옇고, 추위를 잘 타며 손발이 차고, 허리와 무릎이 시고 힘이 없다. 배가 차면서 아프다. 혹 배가 그득하며 소리가 나고, 설사를 심하게 하거나 새벽녘에 하며, 소화되지 않은 음식을 배변한다. 혹 얼굴이 뜨고 사지가 부으며, 소변이 시원하지 않거나 자주 보면서 방울 방울 흘린다. 설질은 옅고 부어서 치아 자국이 보인다. 설태는 희고 매끄럽다. 맥은 깊고 느리고 가늘며 약하다(沈遲細弱). (수혈로 감염된 경우와 성접촉 감염자의 후기에 비교적 많이 보인다.)

각 증(證)에 【치법】; 【권고 처방】; 【권고 중성약】; 그리고 【권고 경험방】을 기재하였다.

1) 열독이 안에 쌓인 증(熱毒內蘊證)

【치법】 열을 없애고 독을 풀며(淸熱解毒), 병사를 흩어버린다(宣散透邪).

【권고 처방】 黃連解毒湯에 升降散을 합하여 가감한다. 黃連, 黃柏, 梔子, 白殭蠶, 蟬退, 薑黃, 大黃, 荊芥, 防風, 牛蒡子, 金銀花, 大靑葉, 板藍根, 牧丹皮, 桔梗, 薄荷, 甘草.

구강궤양에 半夏, 生薑, 黃連, 細辛 등을 더한다.

노랗고 마른 가래 기침에 蘆根, 冬瓜仁, 前胡, 魚腥草 등을 더한다.

부스럼에 土茯苓, 滑石, 苦蔘 등을 더한다.

【권고 중성약】 唐草片, 牛黃解毒丸, 防風通聖丸 등

【권고 경험방】 黃芩, 穿心蓮, 絞股藍, 茯苓, 薏苡仁, 砂仁, 黃芪, 蒼朮, 黑螞蟻, 靈芝

2) 간장이 억울되고 기가 막힌 증(肝鬱氣滯證)

【치법】 간장의 기를 소통시킨다(疏肝理氣).

【권고 처방】 柴胡疏肝散에 가감한다. 柴胡, 白芍藥, 陳皮,

川芎, 香附子, 枳殼, 甘草

신물이 넘어올 때 吳茱萸, 黃連, 煅瓦楞子 등을

더한다.

구역감에 半夏, 生薑, 烏梅 등을 더한다.

쉽게 한숨을 쉴 때 瓜蔞, 烏藥, 厚朴 등을 더한다.

가슴이 붓고 아프며, 아랫배가 뭉치고, 림프선이

부을 때 龍骨, 牡蠣, 海藻, 昆布 등을 더한다.

인후가 건조하거나 입안이 쓸 때 黃芩, 梔子,

龍膽草 등을 더한다.

【권고 중성약】 加味逍遙丸, 四逆散 등

【권고 경험방】 柴胡, 白芍藥, 當歸, 白朮, 茯苓, 甘草, 薏苡仁,

白花蛇舌草, 貝母

3) 폐장과 비장이 모두 허한 증(肺脾兩虛證)

【치법】 폐장을 더하고 비장을 튼튼하게 한다(益肺健脾).

【권고 처방】 蔘苓白朮散에 가감한다. 人蔘, 茯苓, 白朮, 山藥,

蓮子肉, 白扁豆, 薏苡仁, 砂仁, 桔梗, 炙甘草

얼굴이나 하지가 붓는 경우에 黃芪, 漢防己 등을
더한다.

설사에는 訶子, 烏梅 등을 더한다.

기침에는 半夏, 橘紅, 前胡 등을 더한다.

【권고 중성약】蔘苓白朮丸, 人蔘健脾丸 등

【권고 경험방】가) 人蔘, 黃芪, 白朮, 茯苓, 當歸, 川芎, 白芍藥,

黃芩 등

나) 黨蔘, 黃芪, 白朮, 絞股藍, 黑螞蟻, 靈芝

4) 기가 허하고 어혈이 생긴 증(氣虛血瘀證)

【치법】기를 더하고 혈액을 순환시킨다(益氣活血).

【권고 처방】補中益氣湯에 血府逐瘀湯을 합하여 가감한다. 黃芪,

人蔘, 白朮, 當歸, 陳皮, 柴胡, 升麻, 桃仁, 紅花,

生地黃, 川芎, 赤芍藥, 牛膝, 桔梗, 枳殼, 甘草

가슴과 옆구리가 아플 때는 川練子, 延胡索, 蒲黃,

血竭 등을 더한다.

사지, 체간의 종양에는 穿山甲, 王不留行, 地龍 등
을 더한다.

【권고 중성약】補中益氣丸, 血府逐瘀丸 등

【권고 경험방】黃芪, 白朮, 當歸, 陳皮, 升麻, 柴胡, 玄蔘, 生地黃,

川芎, 白芍藥, 丹蔘, 延胡索, 蔓荊子, 牛膝, 桔梗,

枳殼, 葛根, 甘草

5) 음이 허해지고 안에 열이 생긴 증(陰虛內熱證)

【치법】음을 기르고 열을 없앤다(養陰淸熱).

【권고 처방】百合固金湯에 六味地黃丸을 합하여 가감한다. 百合,

熟地黃, 生地黃, 麥門冬, 玄蔘, 當歸, 白芍藥, 桔梗,

貝母, 山茱萸, 澤瀉, 牧丹皮, 茯苓, 甘草

증상이 비교적 심할 때는 靑蒿, 鱉甲, 石斛, 銀柴胡,

白薇, 地骨皮 등을 적절히 더 넣는다.

【권고 중성약】養飮淸肺丸, 麥味地黃丸, 靑蒿鱉甲片 등

【권고 경험방】生地黃, 麥門冬, 玄蔘, 天門冬, 黨蔘, 天花粉, 紫花地丁,

丹蔘, 白花蛇舌草, 夏枯草, 炙甘草

6) 기와 음이 모두 허한 증(氣陰兩虛證)

【치법】기를 더하고 음을 기른다(益氣養陰).

【권고 처방】蔘芪地黃湯에 가감한다. 人蔘, 黃芪, 生地黃, 山藥,

山茱萸, 茯苓, 澤瀉, 牧丹皮, 五味子, 天花粉, 沙蔘,

麥門冬, 甘草

입이 마르고 혀가 건조하며, 손발 및 가슴 부위에

열이 날 때는 靑蒿, 鱉甲, 知母 등을 더한다;

마른기침에 가래가 적을 때는 貝母, 紫苑, 款冬花

등을 더한다.

허리와 무릎이 시리고 약한 경우에는 牛膝, 杜沖

등을 더한다.

【권고 중성약】六味地黃丸, 十全大補丸, 百合固金丸 등

【권고 경험방】太子蔘, 黃芪, 生地黃, 麥門冬, 五味子, 當歸, 枸杞子,

山藥, 甘草

7) 비장과 신장의 양이 허한 증(脾腎陽虛證)

【치법】 비장과 신장을 따뜻하게 보한다(溫補脾腎).

【권고 처방】眞武湯에 附子理中湯을 합하여 가감한다. 附子, 茯苓,

白芍藥, 白朮, 乾薑, 人蔘, 肉桂, 淫羊藿, 鹿角膠, 阿膠

새벽녘 설사에는 補骨脂, 菟絲子, 肉豆蔻 등을 더한다.

소변을 자주 볼 때는 益智仁^{익지인}, 烏藥^{오약} 등을 더한다.

【권고 중성약】 附子理中丸^{부 자 이 중 환}, 金匱腎氣丸^{금 궤 신 기 환} 등

【권고 경험방】 가) 附子^{부자}, 淫羊藿^{음양곽}, 乾薑^{건강}, 甘草^{감초}, 紅蔘^{홍삼}, 茯苓^{복령}, 虎杖根^{호장근},

黃芩^{황금}, 黃柏^{황백}

나) 鹿茸^{녹용}, 淫羊藿^{음양곽}, 黃芪^{황기}, 黃芩^{황금}, 黃精^{황정}, 半枝蓮^{반지련}, 法半夏^{법반하},

柴胡^{시호}, 豬苓^{저령}

AIDS에 침과 뜸을 병용할 수 있다. AIDS (성인) 중의진료지침의 뜸치료를 위한 증(證)과 혈 자리는 다음과 같다.

1) 폐장과 비장이 모두 허한 증(肺脾兩虛證)

【혈위】 太淵^{태 연}, 肺俞^{폐 유}, 關元^{관 원}, 脾俞^{비 유}, 腎俞^{신 유}, 神闕^{신 궐}, 氣海^{기 해}를 선용한다.

【방법】 매일 한 차례 한 번에 20~30분 정도 치료한다. 10일 한 과정이며, 2~3 과정을 과정을 연속 치료한다.

2) 기와 음이 모두 허한 증(氣陰兩虛證)

【혈위】 肺俞^{폐 유}, 膻中^{전 중}, 太溪^{태 계}, 命門^{명 문}, 腎俞^{신 유}, 足三里^{족 삼 리}, 勇泉^{용 천}을 선용한다.

【방법】 상동

3) 비장과 신장의 양이 허한 증(脾腎陽虛證)

【혈위】 關元^{관 원}, 氣海^{기 해}, 足三里^{족 삼 리}, 三陰交^{삼 음 교}, 內關^{내 관}, 百會^{백 회}, 膈俞^{격 유}, 脾俞^{비 유},

腎俞를 선용한다.

【방법】 20일을 한 과정으로 한다. 나머지는 위와 같다.

AIDS (성인) 중의진료지침에는 매우 특징적으로는 권장 약선(藥膳)이 기재되어 있다. 이는 의료문화적인 차이로 이해된다. 참고로만 이해한다.

- 기침, 숨참: 蘇子粳米粥 (蘇子, 멥쌀, 생강, 陳皮, 은행, 대추), 芡實山藥粥 (芡實, 山藥, 薏苡仁, 무, 호두)
- 담핵(痰核), 연주창: 紫菜豆腐海蜇湯 (김, 두부, 해파리, 생강)
- 구토, 위완부 통증: 蔘苓橘薑粥 (黨蔘, 귤피, 茯苓, 생강, 멥쌀)
- 복통, 설사 蓮子馬齒莧湯 (蓮子, 쇠비름, 지방이 적은 돼지고기, 마늘)
- 구창: 洋蔘蓮子羹 (西洋蔘, 蓮子, 녹두, 얼음설탕)
- 피부 발잔 當歸赤豆羹 (當歸, 붉은팥, 薏苡仁, 제비콩, 쇠비름, 防風)
- 자한(自汗), 도한(盜汗): 黃芪浮小麥羹 (黃芪, 부소맥, 薏苡仁, 녹두, 검은콩)

Huang 등[34]은 AIDS의 방사선 치료와 화학요법 때 발생하는 골수 억제, 소화기계의 증상, 장기의 손상, 염증에 중의약 통합치료를 위한 증(證)을 제시하였다.

---

34) Huang Bing-shan et al. AIDS and Its Treatment by Traditional Chinese Medicine. Blue Poppy Press. 1991

가. 골수 억제 때의 증(證)

1) 기와 혈이 손실되어 허한 증(氣血虧虛)

【치법】 기를 보하고 혈을 기르며(補氣養血), 비장을 튼튼하게 하고 골수를 생성한다(健脾生髓).

【처방】 八珍湯에 가감한다. (黃芪, 黨蔘, 茯苓, 白朮, 當歸, 白芍藥, 鷄血藤, 茜草根, 補骨脂, 大棗, 炙甘草)

【혈위】 大椎, 足三里, 血海, 合谷, 膈俞

2) 간장과 신장의 음이 허한 증(肝腎陰虛)

【치법】 간장과 신장을 보하고(補益肝腎), 음을 길러서 열을 없앤다(養陰淸熱).

【처방】 大補元煎에 가감한다. (熟地黃, 枸杞子, 麥門冬, 女貞子, 當歸, 山茱萸, 牡丹皮, 制何首烏, 黃精, 酸棗仁, 玄蔘, 炙甘草)

【혈위】 大椎, 足三里, 腎俞, 太溪, 太衝, 肝俞

3) 비장과 신장이 모두 손실된 증(脾腎兩虧)

【치법】 비장과 신장을 따뜻하게 보한다(溫補脾腎).

【처방】 右歸丸에 가감한다. (熟地黃, 山藥, 山茱萸, 枸杞子, 黃芪, 黨蔘, 補骨脂, 淫羊藿, 鹿角膠, 巴戟天, 鷄血藤, 大棗)

【혈위】 關元, 足三里, 大椎, 腎兪, 脾兪

나. 소화기계 반응의 증(證)

1) 간장과 위장이 조화롭지 못한 증(肝胃不和)

   【치법】 간장의 기운을 소통시켜 위장과 조화롭게 하고(疏肝調胃),
   기가 솟구치는 것을 내려 구역을 멈춘다(降氣止嘔).

   【처방】 橘皮竹茹湯에 가감한다. (人蔘, 陳皮, 旋覆花, 半夏, 竹茹,

   茯苓, 香附子, 枳殼, 生薑, 大棗, 甘草)

   【혈위】 中脘, 內關, 足三里, 太衝, 脾兪, 公孫

2) 위장의 음이 부족한 증(胃陰不足)

   【치법】 위장을 보하여 진액을 만들고(補胃生津), 기가 솟구치는
   것을 내려 구역을 멈춘다(降氣止嘔).

   【처방】 麥門冬湯에 가감한다. (麥門冬, 黨蔘, 粳米, 半夏, 石斛,

   天花粉, 知母, 竹茹, 甘草)

   【혈위】 足三里, 中脘, 內關, 三陰交

3) 비장과 위장이 손실되어 허한 증 (脾胃虛虛)

   【치법】 비장을 튼튼하게 하고 기를 더하며(健脾益氣), 위장을 조화
   롭게 하고 습을 없앤다(和胃除濕).

   【처방】 香砂六君子湯에 가감한다. (黨蔘, 茯苓, 白朮, 半夏, 木香,

陳皮, 山楂, 炒麥芽, 甘草)

【혈위】 脾兪, 足三里, 中脘, 陰陵泉, 天樞

다. 간장과 신장 기능이 손상된 때의 증(證)

1) 습열이 안에 쌓인 증(濕熱內蘊)

【치법】 열을 없애고 습을 제거하며(淸熱除濕), 독을 풀어 간을 보호한다(解督保肝).

【처방】 茵蔯蒿湯에 가감한다. (茵蔯, 梔子, 柴胡, 鬱金, 茯苓, 川練子, 丹蔘, 當歸, 木通)

【혈위】 大椎, 至陽, 肝兪, 陰陵泉, 足三里, 太衝

2) 신장의 음이 손실되어 허한 증 (腎陰虧虛)

【치법】 음을 길러서 신장을 보하고(養陰益腎), 습을 제거하여 융폐를 다스린다(除濕通癃).

【처방】 知柏地黃丸에 가감한다. (生地黃, 茯苓, 牧丹皮, 澤瀉, 山藥, 知母, 黃柏, 車前子, 石斛, 山茱萸)

【혈위】 腎兪, 關元, 膀胱兪, 足三里, 太溪

라. 방사선 염증의 증(證)

1) 열독이 극심한 증(熱督熾盛)

【치법】 열을 없애고 독을 푼다(淸熱解毒).

【처방】 오미소독음
五味消毒飮에 가감한다. (금은화
金銀花, 연교
連翹, 생지황
生地黃, 포공영
蒲公英, 야국화
野菊花,

자화지정
紫花地丁, 목단피
牧丹皮, 당귀
當歸, 감초
甘草)

【혈위】 위중
委中, 곡지
曲池, 대추
大椎, 족삼리
足三里

2) 병사의 독이 음을 손상한 증(邪毒傷陰)

【치법】 혈을 식혀서 독을 풀며(凉血解毒), 음을 기르고 진액을 만든다(養陰生津).

【처방】 청영탕
淸營湯에 가감한다. (생지황
生地黃, 현삼
玄蔘, 맥문동
麥門冬, 황련
黃連, 금은화
金銀花,

연교
連翹, 치자
梔子, 담죽엽
淡竹葉, 천화분
天花粉)

【혈위】 합곡
合谷, 곡지
曲池, 혈해
血海, 삼음교
三陰交, 태계
太溪

마. 주사 염증

【처방】 선방활명음
仙方活命飮에 가감한다. (금은화
金銀花, 연교
連翹, 치자
梔子, 백지
白芷, 적작약
赤芍藥,

조각자
皁角子, 유향
乳香, 몰약
沒藥, 계혈등
鷄血藤, 단삼
丹蔘, 자감초
炙甘草)

【혈위】 위중
委中, 곡지
谷池, 대추
大樞

V

치료

1. 케어(Care)에서 치료(Cure)로

"우리는 과학으로 돌파구를 마련할 것입니다. ...약을 평생 복용하지 않고 HIV를 장기간 관해 상태로 만드는 새로운 방법을 개발하기 위해 앞장설 것입니다. 더 나아가 (HIV를) 완전히 제거할 수 있다면 더욱 좋겠습니다."35)

오바마 대통령, 2013년 세계 에이즈의 날

1996년 실시된 ART는 HIV 감염인의 삶을 바꿔놓았다. ART는 HIV의 복제를 효과적으로 억제하고 삶의 질을 높였다. 초기 수학적 모델에서는 HAART를 2.3년에서 3.1년 치료하면 체내의 HIV를 완전히 제거할 수 있다는 추계가 있었다. 그러나 1997년 Chun 등36)의 연구에서 감염 직후 ART를 개시해도 잠복 병원소(latent reservoir)가 만들어졌다고 보고하였다.

ART는 체내에서 HIV를 완전히 제거하지 못한다. ART 덕분에

---

35) And we're going to keep pursuing scientific breakthroughs. Today I am pleased to announce a new initiative at the National Institute of Health to advance research into an HIV cure. ...Because the United States should be at the forefront of new discoveries into how to put HIV into long-term remission without requiring lifelong therapies — or, better yet, eliminate it completely. Remarks by the President on World AIDS Day. The White House. 2 Dec 2013.

36) Tae-Wook Chun, Lieven Stuyver, Stephane B. Mizell, Linda A. Ehler, Jo Ann M. Mican, Michael Baseler, Alun L. Lloyd, Marting A. Nowak, and Anthony S. Fauci. Precense of an inducible HIV-1 latent reservoir during highly active antiretroviral therapy. Proc. Natl. Acad. Sci. USA.1997;94:13193-13197

HIV는 관리가 가능한 만성질환의 성격을 갖게 되었다. ART는 HIV 복제를 검출 범위 이하로 억제하지만, 약의 복용을 중지하면 수 주 안에 다시 증가한다(<그림 3>).[37] 이렇듯 평생 복용해야 하므로 전 세계적으로 볼 때 낙인, ART의 독성, ART의 접근성 문제, 그리고 경제적 부담이 지속된다.

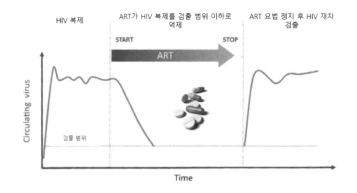

<그림 3> 잠복 병원소의 임상적 정의. ART를 진행하면 HIV가 검출 범위 이하로 억제되었다가, 이를 중지하였을 때 다시 높아진다. 이는 세포 및 구조적 병원소가 있음을 나타낸다(Kulpa and Chomont 논문 인용).

의과학 연구는 HIV의 치료(cure)를 목표로 한다. 지금까지 HIV/AIDS가 '치료'된 경우는 베를린 환자로 알려진 Timothy Brown 씨가 유일하다. Hütter 등은 급성 골수성 백혈병을 앓고 있는 HIV-1 감염인(Brown 씨)에게 CCR5 유전자에서 32개 염기쌍이 빠진 돌연변이가 있는 기증자의 골수를 이식하였다. CCR5 유전자는 HIV-1이 세포에 침입하기 위해 붙을 수 있는 CCR5 수용체를 세포에 만든다. CCR5 유전자에서 32개

37) Deanna A Kulpa and Nicolas Chomont. HIV persistence in the setting of antiretroviral therapy: when, where and how does HIV hide? Journal of Virus Eradication. 2015;1:59-66

염기쌍이 빠진 돌연변이는 백인 중 1%에서 확인된다. CCR5 유전자가 동작하지 않으면 HIV/AIDS에 걸리지 않게 된다. 이식을 받은 HIV-1 감염인은 이식 후 20개월 동안 ART를 진행하지 않아도 바이러스의 증식이 나타나지 않았다.[38)

HIV 치료의 관건은 잠복 병원소를 효과적으로 없애는 것이다. 잠복 병원소는 HIV DNA가 유전체로 삽입되어 안정적으로 유지되면서, HIV RNA를 만들지 않는 잠복 감염을 하거나, 자손 바이러스를 생성하는 활성 감염을 일으킨다. 인체의 잠복 병원소는 CD4 양성 T림프구, 림프절, 장(腸), 뇌 그리고 남녀의 생식관에 있다. 그 외에 신장과 간장에도 분포한다고 알려졌다. 병원소는 이렇듯 광범위하게 분포하고, 또한 그 숫자가 세포 1백만 개 중 1개 정도의 비율로 알려져 있어서 병원소만 정확하고 확실하게 제거하는 것은 난제다.

잠복 병원소를 제거하려는 접근으로는 1) 병원소의 생성을 제한하는 방법, 2) 병원소의 양을 줄이는 방법 그리고 3) 병원소를 조절하는 방법이 있다.

병원소의 생성을 제한하는 방법은 HIV 감염 후 최대한 일찍 ART를 시작하는 것이다.[39) 감염 직후에 ART를 시작한다고 하더

38) Gero Hütter, Daniel Nowak, Maximilian Mossner, Susanne Ganepola, Arne Müßig, Kristina Allers, Thomas Schneider, Jörg Hofmann, Claudia Kücherer, Olga Blau, Igor W. Blau, Wolf K. Hofmann, and Eckhard Thiel. Long-Tern Control of HIV by CCR5 Delta32/Delta32 Stem-Cell Transplantation. The New England Journal of Medicine. 2009;360(7):692-698

39) Jef Vanhamel, Anne Bruggemans and Zeger Debyser. Establishment of latent HIV-1 reservoirs: what do we really know? Journal of Virus Eradication. 2019;5:3-9

라도 병원소의 생성을 막을 수는 없었지만, 전체적인 양이 감소하는 것은 확인되었다.

병원소의 양을 줄이는 방법으로는 HIV에 저항이 있는 세포를 제공하는 것이다. 징크핑거단백질은 CCR5에 돌연변이를 일으켜 T 세포 표면의 CCR5 발현을 감소시킨다. CCR5에 돌연변이가 발생하면 HIV가 T 세포로 들어갈 수 없다. Tebas 등은 HIV 감염인에게 자가 CD4 T 세포의 CCR5 유전자 편집은 안전하다고 평가하였다.[40]

병원소의 양을 줄이는 또 다른 방법으로는 충격과 죽음(shock and kill) 접근 방법이 있다. 잠복 병원소는 수명이 길고, 단백질을 발현하지 않기 때문에 기존 약물과 면역계는 이 병원소에 도달할 수 없다. 충격과 죽음 접근은 약물(Vorinostat, Panobinostat, Romidepsin, Disulfiram)을 투여함으로써 환자의 체내에 잠복해 있는 HIV를 깨워, 면역계로 이를 쉽게 탐지해 공격하는 방법이다.

병원소를 조절하는 방법으로는 면역요법과 백신이 있다. Fronmentin 등의 연구에서는 ART를 진행하는 HIV 감염인이 면역관문억제제를 복용하면 병원소를 흔들어 놓을 수도 있다고 하였다.[41]

40) Pablo Tebas, David Stein, Winson W. Tang, Ian Frank, Shelley Q. Wang, Gary Lee, S. Kaye Spratt, Richard T. Surosky, Martic A. Giedlin, Geoff Nichol, Michael C. Holmes, Philip D. Gregory, Dale G. Ando, Michael Kalos, Ronald G. Collman, Gwendolyn Binder-Scholl, Gabriela Plesa, Wei-Ting Hwang, Bruce L. Levine, and Carl H. June. Gene Editing of CCR5 in Autologous CD4 T Cells of Persons Infected with HIV. The New England Journal of Medicine. 2014;370(10):901-910

41) Rémi Fromentin, Sandrina DaFonseca, Cecilia T. Costiniuk, Mohamed El-Far, Francesco Andrea Procopio, Frederick M. Hecht, Rebecca Hoh, Steven G. Deeks, Daria J. Hazuda, Sharon R. Lewen, Jean-Pierre Routy, Rafick-Pierre Sékaly & Nicolas Chomont. PD-1 blockade potentiates

천연물 연구에서도 충격과 죽음 접근이 시도된다. *Theobroma cacao, Polygonum cuspidatum, Bugula neritina, Homalanthus nutans, Euphorbia kansui* 등으로 병원소를 활성화할 방법을 찾고 있다.[42]

통합의학은 1989년에 이미 WHO에서 항HIV가 있는 천연물에 대한 정보를 공유했고, 1990년부터는 자원 보유국과 연구 선진국 간의 협력 네트워크를 구축하였다. 임상 경험도 지속적으로 축적되었다. 중국에서는 2004년에 국가 차원의 중의약 AIDS 통합치료를 진행하였고, 이의 결과물이 논문 및 임상진료지침으로 발간되었다.

통합의학의 임상 성과는 체계적 문헌 고찰에서 관찰된다. Liu 등이 무작위 대조연구를 검토한 결과 통합의학 치료는 삶의 질을 높였고, HIV 관련 증상/질병을 개선하였으며, ART와 병행하였을 때 ART 단독보다 우수한 효과가 있었다. 병의 진행 속도를 늦추는 경향도 확인하였다.[43][44]

Zou 등이 진행한 체계적 문헌 고찰에서는 통합치료가 설사, 구강 칸디다증에 긍정적인 효과가 있었다.[45] Liu 등[46]이 2004~2014년 동

HIV latency reserval ex vivo in CD4+ T cells from ART-suppressed individuals. Nature Communication. 2019;10:814

42) Daniele C. Cary and B. Matija Peterlin. Natural Products and HIV/AIDS. AIDS Research and Human Retroviruses. 2018;34(1):31 −38

43) Jian Ping Liu, Eric Manheimer, Min Yang. Herbal medicines for treating HIV infectioin and AIDS. Cochrane Database of Systematic Review 2005, Issue 3. Art. No.:CD003937

44) Jianping Liu. The use of herbal medicines in early drug development for the treatment of HIV infections and AIDS. Expert Opin. Invetig. Drugs. 2007;16(9):1355-1364

45) Wen Zou, Ying Liu, Jian Wang, Hongjuan Li, and Xing Liao. Traditional Chinese Herbal Medicines for Treating HIV infections and AIDS. Evidence-Based Complementary and

안의 무작위 대조연구를 검토한 결과 면역력 증강, ART 부작용의 완화, 혈액 검사 결과의 개선, 안전성을 추가로 확인하였다.

HIV는 케어(care)에서 치료(cure)로 한 계단씩 오르고 있다. 첫 단계는 ART를 이용한 HIV 복제 억제였다. 다음 단계는 ART가 충분히 도달하지 못하는 인체 조직에까지 약효가 작용할 수 있도록 하는 것이었다. 그다음으로 잠복 병원소의 생성 자체를 억제하는 방법을 찾고, 최종적으로는 잠복 병원소를 제거하는 방법이 개발되었을 때 HIV 치료에 도달한다(<그림 4>).

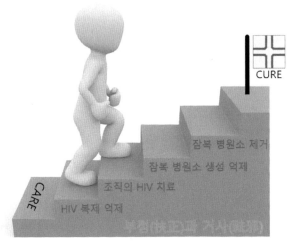

<그림 4> HIV의 케어(Care)에서 치료(Cure)로의 단계적 접근

Alternative Medicine. 2012, Article ID 950757

46) Zhi-Bin Liu, Ji-Ping Yang and Li-Ran Xu. Effectiveness and safety of traditional Chinese medicine in treating acquired immune deficiency syndrome: 2004-2014. Infectious Diseases of Poverty. 2015;4:59

2. 한의약의 AIDS 치료

한의학은 치료 목표는 균형과 조화이다. 이러한 균형을 이루기 위해서 더하기도 하며, 빼기도 한다. 보(補)는 더한다는 뜻이고(+), 사(瀉)는 뺀다는 뜻이다(-). 몸의 바른 기운이(正氣) 부족해지면 허(虛)해지고, 병의 기운이(邪氣) 심해지면 실(實)해진다. 통합의학의 접근은 지금까지 바른 것을 돕는(扶正) 방식, 즉 보(補)하는 방식을 위주로 사용하여 면역력 증강에 초점을 맞췄다. 그리고 지난 30여 년의 노력으로 그 성과를 확인할 수 있었다. 다음 단계로 잠복 병원소를 제거하기 위해서는 나쁜 것을 제거(祛邪)하는 방향의 전환이 필요하다. 병의 기운이(邪氣) 가득할 때(實) 이를 제거할 필요가 있다.

면역력이나 체력이 약해져 있는 상태에서 병의 기운(邪氣)을 제거하는 것은 몸을 더 약하게 하지 않을까 생각할 수도 있다. 그러나 동의보감에서는 "사람들은 다 보약을 써야만 보(補)해지는 줄 알지, 제거하는(瀉) 데도 보해지는 것이 있음을 알지 못한다. 그리고 제거하는 약만 사(瀉)해지는 줄 알지 보(補)하는 데도 사(瀉)해짐이 있음을 알지 못한다."라고 즉, 병의 기운(邪氣) 제거하는 약을 써도 결과적으로 면역력이나 체력이 회복할 수 있다는 의미이다. 동의보감에서는 "몸과 기가(形氣)가 약하고 병 기운이 심한 것은 병사(邪氣)가 심한 것이기 때문에 빨리 제거(瀉)한다."라고 하였다.

한의학에서는 순환의 개념으로 인체의 균형과 조화를 이룬다. 한의학에서는 순환의 개념을 설명하기 위해 기능적인 단전(丹田)과 관문(關)을 이용한다. 몸 전면에서는 세 개의 단전이 있다.[47] 상단전은 뇌이고, 중단전은 심장이며, 하단전은 배꼽 아래 3치 되는 곳이다. 몸 후면에는 세 개의 관문(關)이 있다. 뒤통수는 옥침관(玉枕關)이고, 등골뼈 양쪽 옆은 녹로관(轆轤關)이며, 꼬리뼈 부위는 미려관(尾閭關)이다. 모두 다 정미로운 기(精氣)가 오르내리는 길이라 하였다. 이러한 순환 체계에 대해 동의보감에서는 "사람 몸의 기혈은 밤낮 쉬지 않고 위아래로 돌아간다. 이것은 마치 강물이 동쪽에서 바다로 흘러 들어가면서 마르는 일이 없는 것과 같다. 다만 이름난 산과 큰 강도 구멍이 서로 통해 있다는 것을 모를 뿐이다."라고 하였다.

한의학에서는 혈액과 기의 순환을 물에 비유하였다. 고대 농경 사회에서 물길을 다스리는 것은 국가사업이었다. 한의학에서는 삼초(三焦)가 인체의 물길을 다스린다고 하였다. 고서에는 이를 형체는 없고 기능만 있는 장기라고 하여서 현대적 관점에서 어느 장기인지를 적확하게 지칭하기 어렵다. 다만 고서에는 그 기능을 분명히 "상초(上焦)는 주로 양기(陽氣)를 내서 피부와 살 사이를 따뜻하게 하는데, 안개나 이슬이 젖는 것과 같으므로 안개와 같다. 중초(中焦)는 음식물을 정미한 기운으로 변화시켜서, 위로 폐에 보내어 혈(血)이 되게 하고, 그것을 경맥 속으로 돌게 하여 오장과 온몸에 영양분을 공급한다. 그러므로 중초는 거품 같다. 하초(下焦)는 오줌과 대변을 때맞추어 잘 나가게만 하고 들어오지는 못하게 한다. 그

---

47) ≪동의보감≫에서는 "정신을 통일하면 기(氣)가 모이고, 기가 모이면 단(丹)이 이루어지며, 단이 이루어지면 형체가 튼튼해지고, 형체가 튼튼해지면 정신이 온전해진다."라고 하였다.

리고 막힌 것을 열어서 잘 통하게 한다. 그러므로 하초는 도랑과 같다."라고 설명하였다.

한의학에서 삼초(三焦)는 "몸속 빈 공간(腔子)이고, 창자까지 포함하여 맡아보는 총괄 기관이다(總司)."라고 하였다. 삼초는 '기(氣)의 처음과 끝(終始)'이고, 특히 몸을 보위하는 기(衛氣)를 담당하여 현대 면역력과 관련이 있고, 순환 대사에 관여하며(決瀆之官), 막힌 것을 뚫어준다(開通秘塞)는 설명은 림프계와 상관성이 있다고 생각된다. 삼초(三焦)가 형체는 없고 기능만 있는 장기면서도 동의보감에는 이의 치료 혈이 명기되어 있다. 상초를 치료하는 혈은 전중, 중초를 치료하는 혈은 배꼽 옆, 그리고 하초를 치료하는 혈은 배꼽에서 아래로 1치 되는 곳으로 설명하였다.

한의학에서는 오장육부 장기의 성격을 불(火)와 물(水)로 구분한다. 보(補)하는 약들은 주로 물의 성격을 갖는 장기를 따뜻하게 덥혀주고, 기능을 강화한다. 사(瀉)하는 약들은 주로 불(火)의 성격을 갖는 장기를 식혀줘서 진액을 보존하게 한다. 바른 것을 돕는 것(扶正)에서 나쁜 것을 제거하는(祛邪) 방법으로 무게 중심을 옮긴다는 것은 불(火)의 성격을 갖는 삼초(三焦)와 같은 장기를 우선 고려하여 치료한다는 의미도 된다. 장기를 물과 불의 성격으로 구분하면 <표 4>와 같다.

<表 4> 장기의 수화(水火) 구분

불(火) 성격의 장기	불(火), 물(水) 반반 성격의 장기	물(水) 성격의 장기
간장, 담, 삼초(三焦), 심포(心包)	신장, 방광, 심장, 소장	비장, 위장, 폐, 대장
주로 사(瀉)하는 약을 사용		주로 보(補)하는 약을 사용

≪동의보감≫에서는 "양생(養生)하는 것과 병을 치료하는 것은 원래는 같이 할 수 없는 것인데 요즘 사람들은 보(補)하는 약으로 병을 치료하니 효과가 있을 수 없다."라고 하였다. 그러면서 약을 쓰는 방법(用藥)으로 1) 땀을 내는 법(汗法), 2) 토하는 법(土法), 그리고 3) 설사시키는 법(下法)을 제시한다. 세 가지 공격하는 방법(三攻法)은 전형적인 나쁜 것을 제거(祛邪)하는 의술이다. 이 세 가지 공격하는 방법은 "옛날부터 이름 있는 의사들이 써 온 것인데, 그 효과를 말로는 다 할 수 없다. 그런데 요즘 서투른 의사들은 오직 여러 가지 처방을 보기만 하지 치료법을 알아내지 못하고, 병의 근원도 찾아내지 못하니, 좋은 처방법을 행하지도 않는다. 그래서 의성(醫聖)과 수준 차가 점점 커지니 안타까운 일이다."라고 하였다. 수백 년 전에도 일단 몸에 좋으리라 생각되는 보약(補藥)을 사용하는 의사가 많았던 것 같다.

한의학에서는 병사(邪氣)의 위치에 따라 1) 땀을 내는 법, 2) 토하는 법, 3) 설사시키는 법을 선택한다. 인체 내부에서 병사(邪氣)를 소멸시킨다는 개념보다는 병사(邪氣)의 위치에 따라 밖으로 내보내는 것이다. "병이 상체(上焦)에 있으면 토하게 하고, 병이 하체(下焦)에 있으면 설사시키고, 병이 겉에 있으면 땀을 내고, 병이 속에 있으면 설사시킨다." 몸 안의 나쁜 것을 제거하여 새것을 만든다는(推陳致新) 개념이다.

　　동의보감에서는 "병에서는 먼저 생긴 것이 근원이 되고, 후에 생긴 것이 곁가지(標)가 된다. 병을 치료할 때에는 먼저 근원을 치료한 다음 곁가지를 치료한다. 만약을 곁가지를 먼저 치료하고 후에 근원을 치료하면 병사(邪氣)가 더 왕성해지면서 병이 더 심해진다. 그러나 먼저 근본을 치료하고 후에 곁가지를 치료하면 비록 수십 가지 증상이 있다가도 다 없어진다."라고 하였다. 동의보감에서는 병을 치료할 때는 먼저 병의 뿌리를 없앨 것을 누차 강조하는데 "병을 치료하는 방법은 먼저 병의 뿌리를 없앤 다음 수렴하는 약을 쓴다. 이것은 마치 옷을 빨 때는 먼저 때를 뺀 다음 빨아서 풀을 하고 다듬이질하는 것과 같다."라고 비유로 설명하였다.

　　HIV/AIDS의 근원은 무엇인가? 바로 HIV 그 자체이다. 그리고 HIV의 잠복 병원소다. 이를 타깃하기 위해서 한의학에서도 새로운 접근법을 시도할 때다. 지금까지는 가용 가능한 전체 치료법의 반만을 사용했다면, 이제부터는 온전하게 사용한다는 의미이다. CD4 세포 수가 $200/\text{mm}^3$ 이상이라면 나쁜 것을 제거하는(祛邪) 치료를 적극적으로 고려하고, $200/\text{mm}^3$ 이하라면 바른 것을 돕고(扶正) 나쁜 것을 제거하는(祛邪) 치료를 동시에 고려한다. 한의학으로 HIV/AIDS를 떠나보낸다는 가설은 다음으로 정리된다.

- 보(補)하는 약에서 사(瀉)하는 약으로 전환하여 오히려 면역력을 높인다.
- 한의학의 기능적 장기인 삼초(三焦)를 HIV를 제거하는 통로로 활용한다.
- 불(火)의 성격을 갖는 장기의 치료를 우선적으로 고려한다.
- 잠복 병원소에 도달하기 위해서 세 가지 공격하는 방법(三攻法)을 활용한다.
- 근본 치료에 집중하여 HIV/AIDS로 인한 제반 증상을 다스린다.

본서에서는 우리나라에서 간과하였던 지난 30년의 통합의학 성과를 종합하여 케어(care)로서의 통합의학 접근법을 소개하였다. 이어서 상기한 바와 같이 한의약으로 잠복 병원소에 도달하여 치료(cure)할 수 있는 가설을 제시하였다. 이를 통해 우리나라의 HIV 감염인과 그 가족에게 새로운 선택지를 제공하고 싶었다. 이러한 두 가지 방법의 제시로 본서를 끝맺지만, 또 한편으로는 새로운 장(章)의 첫 시작을 열었다고 믿는다.

안상영 ————————————————————————

한의사 최초 세계보건기구 본부 (스위스, 제네바) 기술관 근무
전) 세계보건기구 서태평양지역사무처 기술관
한국한의약진흥원 책임연구원
전) 한국한의학연구원 책임연구원
대한본초학회 이사
한국고등교육재단 한학연수장학생
강남, 잠실, 중국, 미국에서 한의학 진료
경희대학교 한의과대학 졸업
경희대학교 한의과대학원 박사

저서 · 역서
한의약과 WHO의 협력 기록
Introducción a la Medicina Tradicional Coreana
Compilation of Formulas and Medicinals
Compilation of Formulas and Medicinals Addendum
Donguibogam, Acupuncture and Moxibustion
Experiential Prescriptions of Four Eminent Doctors
Aztec 인디언 藥用 本草書
동의보감. 동의보감 출판사

한의약으로
HIV/AIDS를 떠나보내자

초판인쇄   2020년 5월 25일
초판발행   2020년 5월 25일

지은이   안상영
펴낸이   채종준
펴낸곳   한국학술정보㈜
주소   경기도 파주시 회동길 230(문발동)
전화   031) 908-3181(대표)
팩스   031) 908-3189
홈페이지   http://ebook.kstudy.com
전자우편   출판사업부   publish@kstudy.com
등록   제일산-115호(2000. 6. 19)

ISBN   978-89-268-9962-5 93510